为老服务科普丛书

◎丛书主编

老年人
糖尿病防治

LAONIANREN TANGNIAOBING FANGZHI

刘佩文◎编著

长江出版传媒 湖北科学技术出版社

图书在版编目（CIP）数据

老年人糖尿病防治 / 刘佩文编著. — 武汉：湖北科学技术出版社，2021.07

（为老服务科普丛书 / 曾尔亢 主编）

ISBN 978-7-5706-1169-0

Ⅰ.①老… Ⅱ.①刘… Ⅲ.①老年人—糖尿病—防治

Ⅳ.①R587.1

中国版本图书馆CIP数据核字(2020)第250086号

责任编辑：张娇燕　　　　　　　　　　封面设计：曾雅明

出版发行：湖北科学技术出版社　　　　邮　　编：430070

地　　址：武汉市雄楚大街268号　　电　话：027-87679468
　　　　　（湖北出版文化城B座13-14层）

网　　址：http://www.hbstp.com.cn

印　　刷：武汉贝思印务设计有限公司　　邮　　编：430023

880×1230　　1/32　　5.375印张　　　　　　150千字

2021年7月第1版　　　　　　　　2021年7月第1次印刷

定　　价：33.50元

为老服务科普丛书
编委会

老龄问题是关系到国计民生和国家长治久安的重大社会问题。截止到2015年，我国60岁以上老年人口已达2.22亿，占全国总人口16.1%。老龄化速度加快，高龄化突出，将对我国经济、社会发展带来深刻持久的影响。因此，应对人口老龄化已成为我国的一项长期战略任务。正如习近平同志指出的，"有效应对我国人口老龄化，事关国家发展全局，事关亿万百姓福祉。要立足当前，着眼长远……做到及时应对、科学应对、综合应对。"

湖北省早于全国进入老龄化社会。到2015年年底，全省60岁以上的老年人口达1 042.35万人，占总人口的17.81%，高于全国平均水平。我们的认识和态度是"笑迎"与"善对"。

健康、长寿、幸福是人类社会的共同追求。然而，进入老年之后，生理功能开始退化，免疫功能逐渐弱化，健康水平逐步下降；这些对老年人的生活质量、幸福指数，甚至饮食起居等方面，都会产生较大影响。人人都会老，家家有老人。针对老年人生理、心理、生存、生活中的一系列的特殊需求，从"健康老龄化"和"积极老龄化"的高度，以满足老年人健身、修身、养生为目的，由湖北省老龄工作委员会办公室出资（湖北省财政预算）、湖北省老年学学会组织专家学者，共同编撰出版"为老服务科普丛书"（以下简称丛书）。出版此丛书不仅实属必要，而且十分有前景，它为老龄化社会提供正能量，为老年人健康、长寿输送了正能量，其意义深远而重大。

此丛书的编撰出版有以下特点。其一，丛书承载的内容极具广泛性。丛书初步安排有20册，其中涵盖老年人权益保障、生活保障的相关政策法规，老年健身、老年人保健，老年多发病防治、护理、康复，老年中医药养生宝典等。其二，丛书编著者的学识极具权威性。近50位知名专家、教授来自武汉大学及其附属医院、华中科技大学同济医学院及其附属医院、华中师范大学、湖北大学、湖北中医药大学等。其三，丛书的理论极具科学性。全套书始终把科学性放在首位，绝大多数内容均是无数专家学者长期实践经验的总结和科学成果的结晶，以数据说明问题，以实例解难答疑，处处都是精髓，是一套高质量的科普丛书。其四，丛书极具通俗性。全书深入浅出、通俗易懂，很接地气。其编撰过程始终强调我们的阅读对象多是老年人，甚至是文化程度不高的老年人。因此，编者坚持用最简单的文字说出最深刻的道理，并辅之以精美的图片和简洁的结构体例，将丛书提供给广大老年朋友，一定会让老年朋友感到可读、好读、读而受益；同时推而广之，为养老机构服务，为老年人家庭服务，为全社会服务。

"莫道桑榆晚，为霞尚满天"，应当让老年人的晚年生活更加美好。

为此，我代表湖北省老年学学会，代表丛书编委会向为丛书贡献智慧、付出心血的专家学者表示最衷心的感谢！

胡永继
2017年春

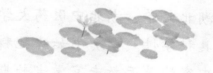

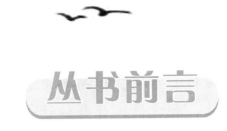

丛书前言

　　人口老龄化与为老服务，是当今全球共同关注的一个世界性问题。人口老龄化，是社会和经济发展的必然结果，也是人类社会面临最为严峻的挑战之一，已引起广泛的关注。随着我国人口老龄化加速，人口老龄化与高龄化、空巢化、失能化"四化"叠加，必将引发养老、医疗、保健、照料、服务、精神慰藉等一系列问题，势必对社会经济发展的影响不断增加。因此，老年人身心健康受到广泛的重视和研究，已成为国内外多学科研究的热点。湖北省老年学学会整合不同领域的研究团队，集群体智慧，出版一套为广大老年朋友服务的科普丛书，实属必要。丛书初步计划编写出版20分册，书名名单列入封底。

　　为了加强丛书的编撰工作，组成了以湖北省老年学学会胡永继会长为主任的编委会。通过精选书名及内容，选择优秀的科普作家和相关学科的知名学者担任编者。为保证丛书质量，所有分册都经编委会初审、终审决定取舍。深信这套丛书的出版，将对为老服务起到积极作用，发挥正能量。由于丛书为科普系列，因而要求深入浅出，具有科学性、可读性、趣味性，让每位读者都能看懂，并能结合实际予以应用。

曾尔亢

2016年8月于武汉

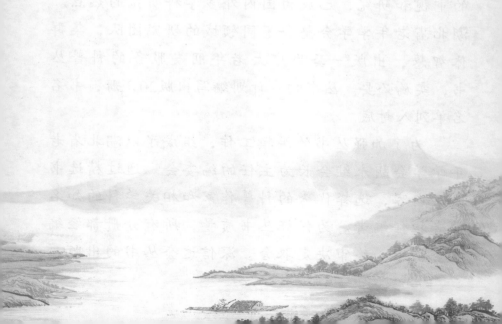

前 言

我国糖尿病患病人群快速增加，不管是绝对数还是相对数均为全球第一。2017年6月，《美国医学会杂志》中的中国糖尿病流行病学调查数据显示：我国成人糖尿病患病率为10.9%，糖尿病前期患病率为35.7%，糖尿病知晓率为36.5%，仅有32.2%的糖尿病患者接受降糖药物治疗。总之，我国糖尿病防控形势非常严峻。多次调查均显示，老年患者是糖尿病的主流人群，并且占比还在飞速增长。糖尿病是老年人群一个重要的健康问题，是本该重视但又常常被忽视的影响老年人生活质量及生命的问题。笔者在此呼吁：关注糖尿病，关心老年糖友，遏制糖尿病！需要强调的是，在现实生活中，老年糖尿病的诊断、治疗、日常管理都存在诸多的认识误区，因此特编写这部老年糖尿病防治读本，内容涵盖老年糖尿病的发病特点、管理要素、生活方式干预、用药特点、并发症的筛查与防治，尤其是早期预防、筛查及治疗等方面。

本书力求话题新颖、内容丰富、文字清晰易懂，旨在为老年糖尿病患者日常生活的自身管理提供正确的指导与帮助，希望该书成为老年糖尿病朋友管理好疾病的实用读本。

内容提要

本书为讲述预防与治疗老年糖尿病的科普读本，共含十二章及结束语。从什么是糖尿病说起，谈到老年糖尿病的诊断及应做筛查的危险人群，并强调了干预老年糖尿病人群生活方式的重要性及具体的预防措施，呼吁践行"管好嘴，迈开腿"。本书对老年糖尿病的现状、防治及治疗特点给予了特别讲解；强调了老年糖尿病的预防和治疗的个体化及精准管理的特殊性，尤其讲述了糖友关心的口服用药特征和服药技巧，胰岛素使用、储存的相关注意事项；对新型降糖药，如注射降糖药胰高血糖素样肽-1受体激动剂及钠-葡萄糖共转运蛋白2抑制剂的使用特征与技巧做了介绍；对老年糖尿病急慢性并发症的预警信号和处理给予了一定的介绍。最后还谈了糖尿病的前沿话题，如糖尿病与益生菌、糖尿病与甲状腺疾病、糖尿病与移动医疗。总之，本书讲述了老年糖友关心的实用话题，希望本书在手，抗糖无忧。

作者简介

刘佩文，湖北省中西医结合医院刘佩文工作室主任。

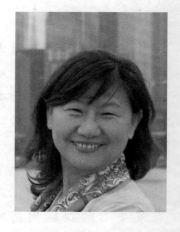

湖北省中西医结合医院内分泌科创办人，学科带头人，名誉主任，二级主任医师，教授，硕士生导师，湖北省糖尿病学会副主任委员，湖北省医学科普创作专业委员会副主任委员，湖北省中西医结合学会内分泌分会常委，武汉老年医学会常务理事，中华医学会全国科普学会委员。

《中华糖尿病杂志》审稿人，曾主持湖北省卫生和计划生育委员会、湖北省科学技术委员会和中央保健委员会等多项科研项目。主编、副主编或参编专著及科普著作10余部，发表论文或科普文章百余篇。2017年获湖北省优秀科普作家贡献奖。2018年多篇医学科普作品获湖北省医学科普创作专业委员会荣誉奖。

2008年11月倡办了湖北省第一家以专家名字命名的刘佩文工作室——拥有3000糖友的糖友俱乐部，并在微信公众平台和新浪微博有众多糖友关注。

目　录

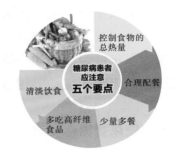

认识糖尿病

一、什么是糖尿病？

当您出现明显的口干、多饮、多尿、体重下降，甚至伴随出现视物模糊，眼前出现小蚊子飞、头发丝飘、肢体麻木、有针刺感，小便泡沫增多，伤口经久不愈，尿频反复发作、尿急、尿痛，突发恶心、呕吐，毫无征兆的卒中等，您要警惕了，是不是糖尿病已悄然来到您身边？

葡萄糖是所有哺乳动物生命的主要能源。如我们常吃的米饭、面条、面包等都能产生数量不等的葡萄糖，通过一两个小时的消化，然后转运到血液里，维持人体的正常需求。胰岛素是促进血糖利用的物质。如果人体自身的胰腺组织不能分泌足够的胰岛素，那样就会导致葡萄糖不能被人体利用，这就是1型糖尿病。2型糖尿病的起因是胰岛素作用不强，其实就是身体对胰岛素不敏感，胰岛素的作用变小，这样即使有足够的胰岛素分泌，也不能全被身体利用，从而导致血糖增高。

高糖导致血液的渗透压高，所以会口干（身体默认需要更多的水去稀释血液）；多出来的糖到了尿液里，高糖的尿液渗透压也高，身体默认要尽快将其排出去，所以就多尿；由于身体的糖分不能被利用，人体的热量不足，身体就默认要多摄入食物来补充热量，所以就易饥饿。糖分不能被吸收利用，身体就会动用脂肪和蛋白质来提供热量，就会出现即使摄入多也会体重下降的情况。这就是2型糖尿病典型的"三多一少"症状（即多尿、多饮、多吃、体重减少）。

长期的高糖会导致出现糖尿病急性和慢性并发症，导致眼、肾、神经、心血管等组织器官的慢性进行性损害、功能减退，甚至衰竭。

二、如何诊断糖尿病？

1.第一种情况

如果您有糖尿病的典型症状（"三多一少"的表现），加上任意时间点（不论何时进餐、是否运动等）的血浆葡萄糖≥11.1毫摩尔/升或空腹血浆葡萄糖≥7毫摩尔/升，或者75克无水葡萄糖耐量试验（OGTT）2小时血浆葡萄糖≥11.1毫摩尔/升，就可诊断为糖尿病。

2.第二种情况

如果没有"三多一少"的典型临床症状，一次结果达到糖尿病诊断标准还不能确诊，还需要重复检测一次且依然达到诊断标准，才能确认糖尿病的诊断。

3.查出手指末梢血高血糖就能诊断糖尿病吗？

按照中华医学会糖尿病学分会的建议，诊断糖尿病应当采集静脉血，用葡萄糖氧化酶法测定血浆血糖，根据其数值进行诊断或排除。不建议用手指末梢血糖值来诊断糖尿病。但手指末梢血糖值可以作为糖尿病治疗过程中了解治疗效果的重要指标之一。

4.葡萄糖耐量试验如何做？

葡萄糖耐量（糖友称"喝糖水"）试验需要到正规的医院去做。受试者晚10点后停止进食、进水8～10小时，于次日早晨7—9时空腹抽取静脉血，用于空腹指标的检测。然后将75克无水葡萄糖（一般市面上所出售的葡萄糖以及医院药房的葡萄糖都含有一分子的水，这种葡萄糖应为82.5克）溶解于250~300毫升水中充分混合。

在5分钟内喝完混合好的葡萄糖水，从喝糖水的第一口开始计算时间，于服糖水后半小时、1小时、2小时和3小时分别采集静脉血，测定血糖为糖耐量试验，测定胰岛素和C-肽为胰岛功能试验。如果仅需知道血糖是否达到糖尿病诊断标准，测定空腹和喝葡萄糖水后2小时的血糖即可。注意：试验前3天，每日碳水化合物摄入量不少于150克，并避免饮酒。整个试验过程中，受试者不进食、不喝茶及咖啡、不吸烟、不做剧烈运动，但也无须卧床。所采集的血标本应尽早送检。

三、哪些人群是糖尿病的危险人群及需要定期筛查？

（1）年龄超过45岁的，不管是否有其他疾病均应该去医院进行糖尿病筛查。

（2）有亲属尤其是一级亲属患有糖尿病的。

（3）肥胖或超重，特别是身体质量指数[体重（千克）/身高（米）的平方]大于25，另外腹部肥胖也是重要的危险因素。

（4）患有高血压、高血脂及冠心病者。

（5）以往有妊娠血糖增高或巨大儿生育史，有多次流产者。

（6）既往被诊断出糖尿病前期的人群需要每年筛查一次。

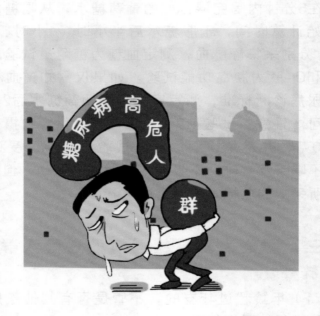

老年2型糖尿病的现状与特点

一、老年糖尿病的流行病学概况

截至2017年年底，我国的60岁以上老年人达2.41亿人，占总人口的17.3%，而我国的老年（按我国标准≥60岁）患者已成为患糖尿病的主流人群，2008年、2013年全国糖尿病调查报告数据显示，60岁以上老年人中糖尿病患病率均在20%以上。国内多项研究显示，60岁以后糖尿病发病率仍有随年龄增加而增加的趋势，70岁以后趋于平缓，但总患病率仍在增加。与中青年人群相似，老年人群糖尿病患病率呈现城市略高于农村、女性略高于男性的趋势。随着人口老龄化，老年糖尿病人群还在继续增多。

糖尿病已成为当今老年人致死致残的重要原因之一。尽管多项大型临床试验表明，严格的血糖控制可以降低糖尿病微血管和大血管并发症的发生，然而，2017年6月发表在《美国医学会杂志》上的中国糖尿病流行病学调查数据显示：诊断和未诊断糖尿病的患病率为10.9%，糖尿病前期患病率为35.7%。糖尿病知晓率为36.5%；仅有32.2%的糖尿病患者在接受降糖药物治疗。而老年糖尿病患者的诊疗现状就更令人担忧。还需强调的是，老年糖尿病患者常常集多种代谢异常于一身，如果老年糖尿病患者合并高血压、高尿酸或血脂异常，则心脑血管死亡风险将增加3倍以上。

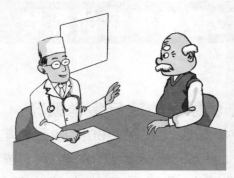

二、老年2型糖尿病的临床特征

老年糖尿病的临床表现存在一些特殊性，认识它们的不同有利于我们的正确管理，减少病情变化时的漏诊、误诊率。下面给大家谈谈老年糖尿病的临床特点。

1.老年糖尿病患者的分类

老年糖尿病患者可分为老年（60岁）前患糖尿病和老年后新发糖尿病两种情况。这两种各有不同的临床表现特点和五脏六腑功能的改变。在环境因素相似的情况下，发病年龄越晚提示胰岛β细胞代偿能力越好，因此老年后糖尿病患者更多表现为胰岛素抵抗、胰岛素代偿性高分泌。什么叫胰岛素抵抗？就是身体内胰岛素虽正常或高于正常，但血糖还是高，即机体内的胰岛素没有正常发挥作用。如60岁前患糖尿病尤其是较年轻就得糖尿病人群，受漫长病程的影响，胰岛β细胞功能就越来越衰退。还有肥胖可引起胰岛素敏感性下降，导致胰岛素相对缺乏，所以肥胖的老年人容易患糖尿病。

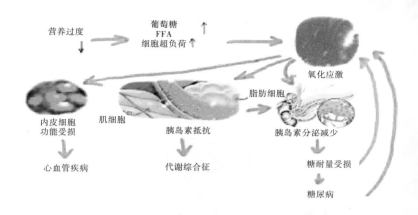

营养过度　　葡萄糖　↑
　　　　　　FFA
　　　　　　细胞超负荷↑

氧化应激

内皮细胞
功能受损

肌细胞

脂肪细胞

胰岛素抵抗

胰岛素分泌减少

心血管疾病

代谢综合征

糖耐量受损

糖尿病

2.老年糖尿病症状不典型，反应能力低下

老年糖尿病患者有"一多二少"——脂肪较多、体液减少、肌肉较少，"三下降"——肝脏代谢下降、肾功能下降、机体反应能力下降等身体状况，与年轻糖尿病患者有不同的临床特点，从而决定了治疗目标及处理方式的特殊性。老年糖尿病患者由于身体整体的反应能力下降及其神经系统受损，往往无症状或症状既不明显也不典型，因此容易漏诊与误诊，错失治疗的最佳时机。例如老年糖尿病"三多一少"症状不典型，尤其口渴不明显，而是表现为急剧的视力下降，并被误认为是"年老昏花"，还有表现为明显的消瘦。不典型的表现还有：女性老年患者的外阴瘙痒或尿急尿痛，伤口难以愈合，四肢麻木疼痛等，这些都没有引起老年朋友的关注，甚至出现严重的动脉粥样硬化性心血管疾病如心梗、卒中（脑梗或脑出血）、下肢坏疽（腿梗）、肠系膜动脉栓塞或血栓形成（肠梗）急腹痛时才发现患有糖尿病。所以在此呼吁：每位老年患者，都应每6~12个月检查空腹血糖，同时也查餐后2小时血

糖，必要时做葡萄糖耐量试验（又称确诊实验），以早期发现、早期防治。

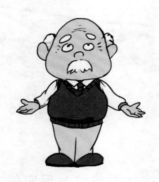

3.老年糖尿病人群中，伴发疾病多

老年糖尿病患者常常伴有高血压病、血脂紊乱、高尿酸、肥胖，甚至肿瘤，也存在智能和体能缺陷、认知功能障碍、抑郁、跌倒骨折、用药过多等问题，这些均会增加老年糖尿病患者管理与治疗的困难。

老年糖尿病患者的知晓率、诊断率、治疗率均不高。随着国民寿命的延长，糖代谢异常影响我国1亿多老年人的晚年生活，严重降低了老年糖尿病患者的生活质量。

老年2型糖尿病患者的防治特点

一、综合评估策略

老年糖尿病患者易合并多种慢性疾病，并发症的发生率高，机体的肝肾功能、认知水平都有着不同程度的降低，因此需要请糖尿病专科医生对患者进行全面、综合且完善的评估，在此基础上才能制订一套个性化治疗方案。

首先，需要全面了解患者的血糖水平，包括空腹血糖、餐后血糖、糖化血红蛋白及血糖波动（四者称之为血糖控制指标金四角）和变化情况；低血糖发生的频率和什么时候发生低血糖；饮食、运动及机体的总体情况；还有治疗方案的全面评估，以便调整精细的降糖方案。在血糖监测的同时，也应该了解患者胰岛 β 细胞的分泌水平，以便于根据作用机制选择合适的降糖药物。这也是我们常常和老年糖尿病患者说的靶点治疗：只有知道敌人在哪儿，我们才能准确打赢。

其次，需要对合并的其他慢性疾病，如高血压、血脂异常、高尿酸血症、冠心病、肥胖等进行评估，了解目前的用药情况和控制情况，尽量选择一箭双雕或一箭多雕的药物。同时需要关注患者的肝肾功能、心血管疾病风险、电解质水平等，以便制订综合的治疗方案，而非只进行单一的血糖管理。

再次，老年糖尿病患者，需要进行糖尿病并发症的早期筛查。如每6～12个月做一次眼底照相或造影、24小时尿蛋白检测或尿液白蛋白/肌酐比值、颈动脉及下肢动脉彩超检查等。还需要了解主要脏器功能是否有异常，是否伴有恶性肿瘤等其他严重疾病，来判断患者的预期寿命，制订合理的血糖控制目标值。

最后，需要判断患者综合认知功能，情绪、体能、智商、视力、听力等方面，以及经济能力和家庭状况，从而给出恰当的综合治理整体方案。

二、"四早"原则

早预防，早诊断，早治疗，早达标。

早预防，积极进行糖尿病防治知识的学习和宣教十分重要，提倡健康的生活方式，合理饮食，适量运动。糖尿病的高危人群，主要包括腹型肥胖、高血压，以及有2型糖尿病家族史的患者，应该做好重点防治。

早诊断，对于上述提到的高危人群，除了进行重点宣教外，应该鼓励其定期体检，进行糖尿病筛查。筛查时血糖监测指标应全面，除空腹血糖外，还要关注餐后血糖和糖化血红蛋白的监测，尽可能减少糖尿病的漏诊率。

早治疗，一旦发现患者存在血糖代谢异常，应尽早开始生活方式的干预，切记"管住嘴，迈开腿"。检查发现空腹血糖＞5.6毫摩尔/升、餐后2小时血糖或随机血糖＞7.8毫摩尔/升或糖化血红蛋白＞6%，就是开始治疗性生活方式干预防治糖尿病的警示点。我国的大庆糖尿病预防研究、芬兰糖尿病预防研究（DPS）和美国的糖尿病预防研究（DPP）显示，单纯治疗性生活方式干预可以使糖尿病的发病率减少50%~58%。在饮食疗法和运动疗法基础上，采用药物干预的方法能更有效干预防治糖尿病前期向糖尿病的转换。对于部分糖耐量低减者，通过改变生活方式还不能有效降低血糖，或者一时难以改变多年习惯的生活方式，不能长期坚持健康生活方式的，就要考虑药物来预防。研究表明，二甲双胍可以降低31%的发病率，阿卡波糖在严格的生活方式干预的基础上还可以减少18%新发糖尿病的发病率，还有胰岛素增敏剂吡格列酮、罗格列酮也可对糖尿病前期进行干预，延迟或避免患糖尿病。

早达标，不单指血糖的达标，还包括其他代谢相关指标，如血脂、血压、血尿酸、体重的综合管理，让老年糖尿病患者不得、晚得、少得并发症，提高生存质量，开开心心生活。

三、个体化控制目标

依据对每个老年糖尿病患者伴发老年综合征的评价结果，来制订合理的、切合实际的血糖控制目标。这个目标要因人而异，要综合考虑每一位老年糖尿病患者的性别、嗜好、年龄、是否独居、民族、综合体质因素、社会适应能力、沟通社交能力等，来确定血糖和糖化血红蛋白在什么具体水平。根据2017年《中国2型糖尿病防治指南》，老年糖尿病的目标要进行分层管理即不同人群具有不同的达标值。

1.糖化血红蛋白<7.5%

健康：合并较少慢性疾病，认知良好，较长的预期寿命（预期寿命>10年）的老年糖尿病患者。

2.糖化血红蛋白<8.0%

中等健康：合并多种慢性疾病，认知轻度障碍，中等长度预期寿命（预期寿命>5年）的老年糖尿病患者。

3.糖化血红蛋白<8.5%

健康状况较差：生活自理困难，认知中度障碍，有限预期寿命（预期寿命<5年）的患者，糖化血红蛋白的控制标准可放宽至<8.5%，但要避免严重高血糖（>16.7毫摩尔/升）引发的糖尿病急性并发症和难治性感染等情况发生。

四、综合治理全面达标

老年糖尿病患者常合并其他代谢异常，在综合评估治疗风险的基础上，应根据老年糖尿病的特点，选择合适的血压、血脂、血尿酸及体重的控制目标。老年糖尿病患者常为多病共存，需要服用多种治疗药物。治疗时需要关注和了解药物间的相互作用和影响，并监测相应指标，及时调整治疗。

1.血压控制

多个国内外指南推荐糖尿病患者合并高血压时的血压管理目标：一般控制目标<140/80毫米汞柱；合并肾脏疾病控制目标<130/80毫米汞柱；80岁以上老老年或合并脑血管病、颈动脉狭窄患者控制目标<150/90毫米汞柱。

根据患者的病程及有无心脑血管病史，还要调整血压控制的目标。老年糖尿病患者应慎用利尿剂，尤其是合并高尿酸血症者。提倡联合治疗，优势互补，协同作战。当然，正作用加强，副作用减少，也是我们共同追求的目标。

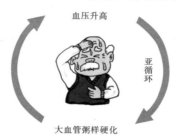

2.血脂管理

血清低密度脂蛋白胆固醇是老年糖尿病患者必须关注的指标。应该密切关注患者饮食，控制高胆固醇饮食的摄入量，对仅有大血管粥样硬化相关检测指标异常者，低密度脂蛋白胆固醇也需要降低至＜2.6毫摩尔/升，有其他心脑血管病变风险因素存在者的低密度脂蛋白胆固醇＜1.8毫摩尔/升，除非有禁忌，未达标的患者，应该长期服用他汀类（调脂）药物，单用他汀类药物仍不能达标者，需要联合服用胆固醇吸收抑制剂（依折麦布片5～10毫克/天）。应该强调的是：为赢得"血管保卫战"，他汀类药物治疗就是抗动脉粥样硬化治疗。

3.体重管理

以患者就诊时的状态作为参考，调整饮食结构，鼓励适当运动，使体重保持在适中的状态（体重指数20～25千克／平方米）。

4.高尿酸血症管理

高尿酸血症的老年人群，应该采用低嘌呤饮食，多饮水，或服用降尿酸的药物，使血尿酸＜360微摩尔/升（对于有痛风发作的患者，应使血尿酸＜300微摩尔/升）。

5.抗栓治疗

半数以上的老年糖尿病患者合并动脉粥样硬化症及血液的高凝状态，应首选阿司匹林作为抗血小板制剂。阿司匹林使用方便，每日100毫克早餐后或睡前服用。阿司匹林不耐受的患者，可用硫酸氢氯吡格雷（50～75毫克，1次／天）或西洛他唑（50～100毫克，2次／天，下肢病变者可考虑优先选择西洛他唑）替代。

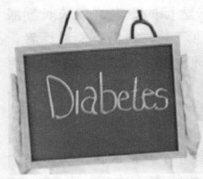

坚持"四早"
规范管理老年糖尿病

老年糖尿病患者的生活方式干预

一、老年糖尿病的营养饮食

1.进餐把控总原则

营养治疗是所有糖尿病类型治疗的基础，古人曾在长期的实践中就提出了"五谷为养、五果为助、五畜为益、五菜为充"的膳食平衡理念。五谷泛指各种主食，包括谷类、豆类、薯类及其他杂粮，五畜是指牛、犬、羊、猪、鸡等动物性食物，五果及五菜指各类果蔬。我国推荐糖尿病患者平衡膳食，当我们计算膳食总能量摄入时，应结合体重管理目标，45%～60%的能量来自碳水化合物，25%～35%来自脂肪，15%～20%来自蛋白质。在保证三大主要营养素的供能比适当的前提下，再根据自己的身高、体重、性别、年龄、活动量、应激状况等具体情况，结合个人的目标和喜好，制订个体化的膳食计划。

老年糖尿病是成人糖尿病的一种特殊状态，基于老年人饮食习惯、器官功能衰退以及健忘等因素，应该对老年糖尿病患者给予更多科学合理的营养指导，纠

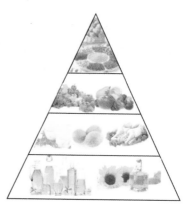

正在饮食治疗中的认识偏差，达到协助控制血糖、减少并发症发生、减少药物使用、保持体重稳定的目的。

我们以上图为例，具体看看如何平衡膳食：食物塔的第一层（底层）为谷类食物、薯类和杂豆，是日常膳食中能量的主要来源，也是膳食结构塔的基石，每人每天需要足够的主食300～500克，且不得少于300克（干品），主食最好以米面为主，粗细搭配，大家经常听到的"不吃或少吃主食可以更好地控制血糖"这种说法是错误的。土豆、山药、南瓜、红薯的淀粉含量较高，可以用来代替主食。第二层为蔬菜和水果，每天所食蔬菜和水果分别为400～500克和100～200克，蔬菜中含有丰富的维生素和膳食纤维，且多数碳水化合物含量较低，血糖控制稳定的情况下可以进食水果，尽量选择含糖量低的水果如青瓜、猕猴桃、李子等，品种不要单调，要多样化。第三层为畜、禽、鱼、蛋、奶等动物性及豆类食物，畜、禽、鱼、蛋每天应摄入125～200克（鱼虾50克、禽畜肉50～100克、蛋类25～50克），尽量选择脂肪含量低的瘦畜肉或禽肉，鱼类能提供优质蛋白，可适当多吃一些；动物内脏含胆固醇较高，不宜过多食用；建议每天吃半个至1个鸡蛋；奶类及奶制品100克，宜选择无糖、低脂乳制品；豆类及豆制品50克，大豆类对降低血糖和血脂也有良好的作用，每日也可吃5～10克坚果替代相应的大豆。第四层（顶层）为油脂类，每天不超过25克，在允许范围内尽量选择富含多不饱和脂肪酸和单不饱和脂肪酸的食用油，如葵花籽油、豆油、玉米油、橄榄油、茶油、菜籽油等，烹调油应经常更换种类。警惕看不见的油脂——坚果类。

总的来说应严格把握八条原则：食物多样，谷类为主；多吃蔬菜、适量水果及薯类；常吃奶类、豆类及其制品；常吃适量鱼、禽、蛋及瘦肉，少食肥肉及动物油；定时定量进餐；食量与体育活动要平衡，保持适当体重；限量饮酒；清淡少盐，每日食盐量不超过6克；饮食卫生、新鲜。

2.充分了解餐盘里的各种营养

（1）碳水化合物。碳水化合物是我们获取能量的主要来源，是身体内多个器官系统的主要能源物质。老年人胃肠功能自然退化以及糖尿病自主神经病变导致胃肠功能紊乱等因素，会影响老年糖尿病患者对食物的消化和吸收。碳水化合物可快速分解，有利于保证老年人能量供给需求，但碳水化合物的摄入量也是影响血糖波动的主要因素。碳水化合物的种类繁多，如米、面、玉米、荞麦等，怎样才能更好地选择，如何去比较，需要我们借助科学的评价指标，去评价不同的碳水化合物对血糖的影响，从而更好地指导我们制订合理的食谱，协助血糖控制。这些指标包括：

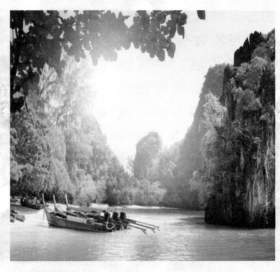

1）血糖生成指数，也称升糖指数，具体而言是代表了含50克碳水化合物的某种食物的升糖能力。简而言之，它是指食物进

入人体后，血糖上升的速率和程度。我们测定食物的血糖指数时，需先确定一种标准食物（一般以葡萄糖为标准食物），规定它的血糖指数是100，其他食物对血糖的影响与标准食物进行比较，就会得出其他食物的血糖生成指数。计算公式如下所示：

$$血糖生成指数 = \frac{含50克碳水化合物食物的餐后血糖应答}{50克葡萄糖（或白面包）的餐后血糖应答} \times 100$$

因此，按照血糖生成指数，我们可将食物分为低、中和高三种不同等次升糖指数的食物。如血糖生成指数＞70为高血糖生成指数食物；血糖生成指数在55～70间为中血糖生成指数食物；血糖生成指数＜55为低血糖生成指数食物。血糖生成指数越高，升糖能力也越高，摄入体内后，血液的葡萄糖浓度上升快，血糖浓度越高，对血糖的影响越大；反之，血糖指数低的食物，摄入体内后，血液的葡萄糖浓度上升慢，血糖浓度相对低。虽然说由于食物的加工精细程度和烹调方法不同，加工后食物的血糖生成指数可能会有些变化，但也是在一定范围内变化，仍然具有参考价值。尽管糖尿病人的血糖变化受许多因素的影响，我们进食食物的不同种类只是其中一个影响因素，但即使这样，选择血糖生成指数适中或较低的食物，对控制血糖仍有一定的

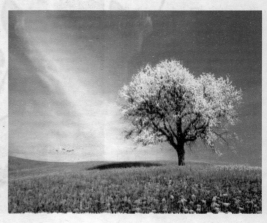

表1 血糖生成指数＜70的食物

食品种类与名称	血糖生成指数	食品种类与名称	血糖生成指数	食品种类与名称	血糖生成指数
糖类		谷类及其制品			
葡萄糖	100.0	面条（小麦粉）	81.6	小米粥	61.5
绵白糖	83.0	馒头（富强粉）	88.1	煮	55.0
蔗糖	65.0	烙饼	79.6	煮玉米	59.3
果糖	23.0	油条	74.9	荞麦面条	66.7
麦芽糖	105.0	大米粥	69.4	荞麦面馒头	55.0
乳糖	46.0	大米饭	83.2	燕麦麸	
蜂蜜	73.0	黑米粥	42.3		
胶质软糖	80.0	玉米面粥	50.9		
巧克力	49.0	玉米糁粥	51.8		

食品种类与名称	血糖生成指数	食品种类与名称	血糖生成指数	食品种类与名称	血糖生成指数
薯类、淀粉及制品		豆类及其制品		蔬菜类	
马铃薯	62.0	黄豆（煮）	18.0	胡萝卜	71.0
马铃薯（煮）	66.4	豆腐	31.9	南瓜	75.0
马铃薯（烤）	60.0	冻豆腐	22.3	山药	51.0
马铃薯（微波炉烤）	82.0	绿豆	27.2	雪魔芋	17.0
甘薯（山芋）	54.0	五香蚕豆	16.9	芋头	47.7
藕粉	32.6	扁豆	38.0		
粉丝汤（豌豆）	31.6	四季豆	27.0		

食品种类与名称	血糖生成指数	食品种类与名称	血糖生成指数	食品种类与名称	血糖生成指数
水果及其制品				乳及乳制品	
苹果	36.0	猕猴桃	52.0	牛奶	27.6
梨	36.0	菠萝	66.0	全脂牛奶	27.0
桃	28.0	杧果	55.0	脱脂牛奶	32.0
杏干	31.0	香蕉	52.0	加糖酸奶	48.0
李子	24.0	西瓜	72.0		
樱桃	22.0				
葡萄	43.0				
葡萄干	64.0				

积极作用。

血糖生成指数为80～89的食物有膨化大米、糯米、速溶方便米粉、油炸/烤土豆、饴糖等。

血糖生成指数为90～115的食物有麦芽糖、葡萄糖、玉米松饼等等。

值得注意的是，我们使用血糖生成指数选择食物，是为了减少进餐后血糖波动幅度，千万不要误认为血糖生成指数低的食物就一定是营养价值高的食物，血糖生成指数越高的食物越不好。关键是合理搭配，既要保证把血糖控制在合适的水平上，又要保证人体营养平衡的需求。

2）血糖负荷，用来反应摄入的碳水化合物对血糖和胰岛素的影响。与前面的血糖生成指数不同，它既涉及对血糖影响，又涉及对胰岛素影响，由摄入食物的量和性质来决定。我们在糖尿病控制指南中能发现，将血糖生成指数/血糖负荷作为指导糖尿病患者合理选择碳水化合物食物的重要指标。已有研究发现，如果我们以低的血糖生成指数食物如全谷类食物（糙米、燕麦、大麦、豆类等），部分替换原来饮食中的碳水化合物，可预防糖尿病的发生，而摄入高血糖生成指数/血糖负荷的饮食是导致长期血糖控制不佳的主要原因。

长期在养老院居住的老年糖尿病患者不建议严格限制饮食，而应该提供规律性食谱，定量定时供给碳水化合物。

有证据表明，摄入膳食纤维可延缓血糖升高，改善血脂谱，降低心血管疾病风险。美国糖尿病协会推荐每日膳食纤维的摄入量为14克/1000千卡，那些伴有自主神经病变累及胃肠功能的老年糖尿病患者，膳食纤维摄入量不宜过多，建议富含膳食纤维的主食摄入不超过每日总主食摄入量的1/3，所以仅食杂粮也是不可取的。

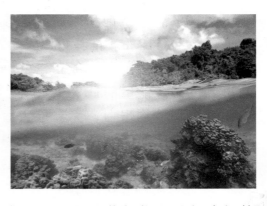

（2）脂肪。脂肪作为一种重要的营养物质不仅为机体提供能量与必需脂肪酸，促进脂溶性维生素的吸收，还能增进食物的美味，增加饱腹感。但是由于其能量密度较高，因此过多摄入会对健康带来一系列的问题。脂肪中的胆固醇同样对我们的身体而言具有重要的生理意义，但过量摄入会导致高胆固醇血症，增加动脉硬化的风险。因此保持合理的脂肪摄入量是非常必要的，占每天总能量的25%～35%为宜；对超重或肥胖糖尿病患者，脂肪供能比应控制在25%以内才更有利于减重。相关研究发现，在预防糖尿病的发生过程中，植物脂肪优于动物脂肪，因此我们应适量增加植物脂肪在总脂肪中所占的比例。按照脂肪酸的碳链长度、饱和度、空间结构等，我们又将脂肪酸细分成不同种类，这也是因为不同的脂肪酸对人体的影响存在差异，如果摄入过多饱和脂肪酸会促进动脉粥样硬化的发生，增加冠心病风险；反之，可使心血管事件的发生降低14%。反式脂肪酸能显著增加低密度脂蛋白胆固醇和降低高密度脂蛋白胆固醇，因此有必要限制饱和脂肪酸与反式脂肪酸的摄入量，饱和脂肪酸的摄入量不应超过全天供能比的10%。单不饱和脂肪酸是较好的膳食脂肪来源，宜大于总能量的12%。推荐每周吃鱼2~4次。

（3）蛋白质。肾功能正常的糖尿病患者，推荐蛋白质的摄入量占总能量的15%~20%。以优质蛋白为主，包括动物蛋白和植物蛋白，尤其是大豆蛋白，与动物蛋白相比更有助于降低血脂水平。老年人摄入较高量的蛋白质可以补偿减少的能量，有利于减轻年龄相关的肌肉萎缩。高蛋白膳食在短期内（3个月内）有助于减轻体重，但不建议超重或肥胖人群长期使用高蛋白膳食。另外，增加乳清蛋白（奶类）的摄入能促进肠促胰岛素分泌，提高胰岛素敏感性，改善糖代谢，在短期内减轻体重。

（4）维生素。维生素作为机体物质代谢的辅酶和（或）抗氧化剂，如果出现缺乏及失衡会在糖尿病及其并发症的发生发展中起到不良作用。对于糖尿病患者而言，应从天然来源和均衡饮食中获得维生素以达到每日需要量。在特殊群体中，尤其是老年糖尿病患者、严格的素食者，以及糖尿病术后患者等，需要补充多种维生素。对确诊的糖尿病或代谢综合征的患者，建议补充B族维生素，有利于调节血脂，降低血磷，改善小动脉血

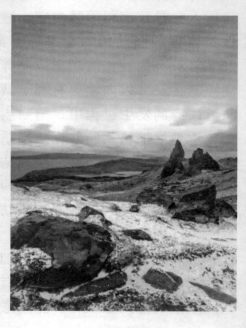

管舒张功能和血管顺应性。补充维生素B₁有利于糖尿病患者血糖控制，长期应用二甲双胍容易引起维生素B_{12}缺乏。糖尿病患者联合补充维生素C及E、镁、锌，能明显改善肾小球功能、降低血压、降低空腹血糖、降低丙二醛酸。缺乏钙及维生素D可能对血糖产生负面影响，联合补充有助于改善糖代谢。但不推荐无维生素缺乏的糖尿病患者常规大剂量补充抗氧化维生素，如维生素C及E、胡萝卜素，使用药物的同时，我们还需考虑长期用药的安全性问题。

（5）微量元素。未控制的糖尿病患者易发生微量元素的缺乏，锌、铬、镁、铜、锰、硒及钙元素会不同程度地处于低水平状态，适量的补充不仅可提高2型糖尿病免疫功能，减少感染的发生，而且有利于病情的改善。

锌：有"生命火花"之称的锌元素，与胰岛素的合成、分泌、储存、降解、生物活性及抗原性相关，能稳定胰岛素的结构与功能。人体缺锌时胰岛素合成减少，血胰岛素水平下降，从膳食中摄入足够的锌可降低空腹血糖。经补锌后可增加机体对胰岛素的敏感性，对减轻或延缓糖尿病合并症的发生有所助益。海产品中含有大量丰富的锌，所以我们在日常生活中不妨适量食用牡蛎、海星、海带、紫菜等海鲜产品，牡蛎又是其中的最优者。植物性食物中含锌量比较高的有豆类、花生、莴苣、卷心菜、茄子、萝卜、大白菜等。动物性食物比起植物性食物而言，锌的含量不仅更加丰富，同时还更容易被人体吸收利用，一般我们人体对肉类食物中锌的吸收率为30%～40%，而对植物性食物中锌的吸收率只有10%～20%。比如羊肉、猪肉、驴肉、鱼肉等，这些肉类食物中的锌都非常丰富。

铬：是人体必需的微量元素，对人体许多生理功能的完成，特别是对碳水化合物的代谢起着重要作用，是维持糖代谢的必需元素，通过提升胰岛素的效能，促进机体利用葡萄糖。缺铬的老年人易发生糖尿病，机体补充铬有利于降低血糖。许多食物中都含有铬，但精制的食品几乎不含铬。动物肝脏、蘑菇、花茎甘蓝、奶酪、绿豆、海产品等含铬较多，不妨选择食用。

镁：是多种糖代谢酶，它是胰岛素发挥正常效应的重要信使，与胰岛素抵抗的发生有关，缺镁会阻断胰岛素各种效应的发挥，干扰细胞代谢的正常进行。糖尿病伴发的心、肾、视网膜及神经病变合并症都可能与缺镁有一定关系，血中镁的含量越低，这些并发症发生风险越高。从膳食中摄入足够的镁有助于预防胰岛素抵抗及2型糖尿病，补镁可改善糖耐量，减少胰岛素的用量，也是降低糖尿病并发症和死亡率不容忽视的措施。糖尿病患者缺镁的主要原因与镁的严重丢失有关，在血清镁很低的情况下，糖尿病人仍有大量镁从尿中排出。粗粮、豆类、硬壳果类和绿叶蔬菜中含镁较丰富，可多摄入。

铜：是人体中独特的催化剂，人体中有30种以上的蛋白质和酶中都含有铜，它和血浆铜蓝蛋白均能参与胰岛B细胞特殊蛋白质的合成，糖尿病患者血铜水平较正常人明显降低。当机体缺铜，胰岛素的分泌就会减少。富含铜的食物是动物肝、肉类（尤其是家禽）、苹果、硬壳果、西红柿、青豌豆、马铃薯、贝类、紫菜等。

锰：能刺激胰岛细胞分泌与释放胰岛素，锰减少可使胰岛素"产量"减少。茶类含锰非常丰富，如砖茶、红茶、绿茶、花茶、铁观音茶；还有一些常见食物中富含锰，如河蚌、榛子（炒）、芝麻籽（黑）、姜、黑木耳、麸皮、肉桂。

硒：硒元素能促进细胞对糖的摄取，具有与胰岛素相同的调节糖代谢的生理活性。硒主要存在于天然食物中，蛋白质高的食物含硒量大于蛋白质低的食物。食物含硒量顺序为动物脏器如肾、肝＞海产品＞鱼＞蛋＞肉＞蔬菜＞水果。

钙：钙、磷代谢异常可诱发骨代谢病理生理改变，如骨质疏松、骨量减少。糖尿病人由于持续性高血糖导致多尿，使大量的钙从尿中排出，引起血中钙降低。血钙持续降低时，又使身体中调节钙、磷代谢重要的腺体——甲状旁腺，因长期受缺钙的刺激发生功能亢进，持续过量地分泌甲状旁腺素，使破骨细胞活性增强，骨组织中的钙游离进入血液，发生"钙迁徙"，导致骨质疏松。同时，游离的骨钙进入血液，易沉积在血管壁上，使血管失去弹性，发生动脉粥样硬化，导致骨供血不足，加重骨质疏松，因此，糖尿病人患骨质疏松会更严重。糖尿病人不但要加强体育锻炼，而且要注意增加钙的摄取。日常要摄入如牛奶、海产品、肉等含钙丰富的食物。尤其是光照不足的老年糖尿病患者每天需要口服维生素D 800单位，钙1200毫克。

食物中并不匮乏上述各种微量元素，由于糖尿病患者需控制饮食，会减少某些微量元素的摄入。因此，糖尿病患者应注重适当从食物中摄取铬、铜、锌、锰、镁、硒及钙元素。

3.甜味剂（添加剂）

蔗糖是日常生活中常用的甜味添加剂，属于中等血糖生成指数食物，为提高生活质量，老年糖尿病患者无须过度禁食含蔗糖食物，但要将蔗糖摄入量作为总能量摄入的一部分来统计。糖尿病患者适量摄入糖醇或非营养性甜味剂是安全的，但对代谢是否存在益处尚无肯定。对甜味剂的摄入，我们不推荐在糖尿病饮食中常规添加大量果糖作为甜味剂，过量果糖不利于血脂代谢。

4.一日三餐巧分配

（1）计算总热量。

1）每日总热量摄入原则依据患者的年龄、性别、标准体重、实际体重、有无合并症及体力活动具体情况而制订。标准体重与实际体重的计算法：标准体重（千克）=身高（厘米）-105。根据理想体重估算体型，正常 —— 理想体重±10%之间；肥胖 ——大于理想体重20%以上；消瘦 ——小于理想体重20%以上。

2）成人总热量计算（按标准体重，而不是实际体重计算）：每日总热量=标准体重×每日每千克体重所需总热量（千卡），不同体重及劳动强度每日每千克体重所需总热量（表2）不同。

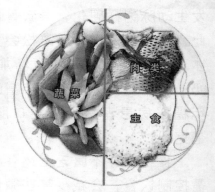

表2 不同体重及劳动强度每日每千克体重所需总热量（千卡）

劳动强度	超重或肥胖	正常体重	体重不足或消瘦
休息状态	20	25	30
轻体力劳动	25	30	35
中体力劳动	30	35	40
重体力劳动	35	40	45

注：1千卡＝4.18焦。

（2）总热量的营养分配。

1）碳水化合物摄入量占总热量的45%～60%。

2）蛋白质的摄入量占总热量的15%～20%。

3）脂肪的摄入量占总热量的25%～35%，饱和脂肪、多不饱和脂肪与单不饱和脂肪的比例宜为1:1:1。

（3）计算每日所需的食物交换。将食物分成四大类（八小类），每份食物的热量为90千卡。食物交换的原则：同类食物之间可选择互换，非同类食物之间不得互换。四大类（八小类）食物：谷薯类；蔬果类，包括蔬菜类和水果类；肉蛋类，包括大豆类、奶类、肉蛋类；油脂类包括坚果类、油脂类。

表3 食品交换的四大类（八小类）内容和营养价值

组别	类别	每份重量（克）	热量（千卡）	蛋白质（克）	脂肪	碳水化合物（克）	主要营养素
谷薯类	谷薯类	25（1/2两）	90	2	—	20	碳水化合物膳食纤维
蔬果类	蔬菜类	500（1斤）	90	5	—	17	矿物质
	水果类	200（4两）	90	1	—	21	维生素膳食纤维
肉蛋类	大豆类	25（1/2两）	90	9	4	4	蛋白质
	奶类	160（3两）	90	5	5	6	
	肉蛋类	50（1两）	90	5	6		
油脂类	坚果类	15（1/3两）	90	4	7	2	脂肪
	油脂类	10（1汤匙）	90	—	10		

注：1两＝50克，1斤＝500克。

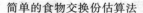

简单的食物交换份估算法

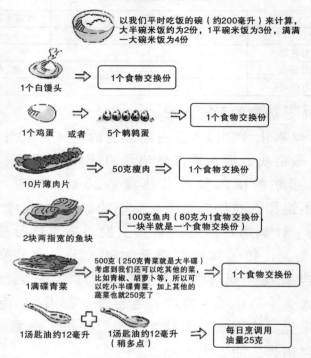

以我们平时吃饭的碗（约200毫升）来计算，大半碗米饭约为2份，1平碗米饭为3份，满满一大碗米饭为4份

1个白馒头 ⇒ 1个食物交换份

1个鸡蛋 或者 5个鹌鹑蛋 ⇒ 1个食物交换份

10片薄肉片 ⇒ 50克瘦肉 ⇒ 1个食物交换份

2块两指宽的鱼块 ⇒ 100克鱼肉（80克为1食物交换份 一块半就是一个食物交换份）

1满碟青菜 ⇒ 500克（250克青菜就是大半碟）考虑到我们还可以吃其他的菜，比如青椒、胡萝卜等，所以可以吃小半碟青菜，加上其他的蔬菜也就250克了 ⇒ 1个食物交换份

1汤匙油约12毫升 ✚ 1汤匙油约12毫升 稍多点 ⇒ 每日烹调用油量25克

（4）合理分配。建议控制早、中、晚三餐摄入量，分别占总量的比例：1/5、2/5、2/5或1/3、1/3、1/3。

膳食举例：女性，70岁，身高165厘米，体重61千克。

总热量计算。按每日每千克体重摄入热量30千卡计算，则每日所需总热量为1800千卡。

计算食物交换份。1800÷90=20份；根据每日所需总热量可以计算出一天所需的食物交换份的总份数，食物交换份法简单、易接受、易操作，有利于糖尿病患者血糖控制。

三餐分配。分配方案如果以早、午、晚各占1/3为例，即早6份、午7份、晚7份。

合理搭配。根据三大营养素合理分配和食物多样化的原则，我们再分配一下各类食物的份数。全天饮食为20份，主食、辅食各10份，主食即为谷薯类，辅食分蔬果类、肉蛋类和油脂类，分别为2份、6份和2份。

5.饮食管理小技巧

老年糖尿病的饮食要粗细搭配、清淡少盐。适量多进食含蛋白质、钙、铁丰富，能量密度高且富含膳食纤维、血糖生成指数低的食物；适当限制甜食；推荐少吃多餐、慢吃、后吃主食的进餐模式；推荐的烹调方法有炖、清蒸、烩、凉拌、煮、汆、煲；不推荐的烹调方法有炸、煎、红烧。

生活中快速确定食物份量的方法：习惯用餐盘吃饭的病友，可以将餐盘想象成由三部分组成，分别放置蔬菜、主食和肉类，体积比例约为2:1:1。每天的肉类食物摄入量相当于一副扑克牌大小，一个网球大小的苹果或梨，拳头大小的土豆或红薯，同时应减去相应的主食。建议每天吃半个至1个鸡蛋，乳类宜选择无糖、低脂乳制品，用标准碗（直径10厘米、深5厘米）盛米饭，每次为100克。不推荐饮酒，如饮酒则需计入全日总能量，扣除相应能量的主食，一标准份的酒约等于25克主食，含酒精15克，大约为啤酒350毫升、红酒150毫升、白酒42毫升。具体摄入量

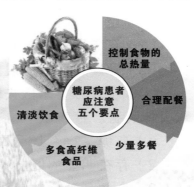

可参考：女士不得超过1份，男性每天不超过2份，每周饮酒不超过2次。切忌空腹饮酒，容易引起低血糖。

二、老年糖尿病的体育活动和锻炼

1.运动的益处

运动是糖尿病治疗的"五驾马车"之一，坚持运动有助于降低血糖，增强体质，提高细胞对胰岛素的敏感性，增加高密度脂蛋白胆固醇的浓度，有利于改善病情。有氧运动能改善随年龄增长出现的有氧代谢能力下降的状况，降低老年糖尿病患者发生动脉粥样硬化的风险性，延缓与年龄相关的体重减少，正常减轻体重，减少肥胖，减少心血管危险因素，提升幸福感，益处多多。

2.巧握运动时机

锻炼宜控制血糖在14毫摩尔/升以下，血糖平稳，无低血糖，无严重并发症，病情稳定，特别是超重或肥胖的2型糖尿病患者。最佳的运动时机就是在饭后1小时左右，此时血糖较高，运动时不易发生低血糖。运动要相对固定，养成规律的习惯，运动时应避免以下情况。

（1）空腹运动，容易低血糖。

（2）正午阳光暴晒时运动，容易中暑。

（3）寒冷天气时的晨间运动，易诱发心脑血管疾病。

（4）早晨浓雾未散去时外出运动，空气中的悬浮颗粒对身体有害。存在以下情况应禁止运动。

1）血糖＞14～16毫摩尔/升或血糖波动较大。

2）存在明显的低血糖症。

3）合并各种急性感染。

4）合并糖尿病急性并发症。

5）严重肾脏病变。

6）严重糖尿病足。

7）严重眼底病变。

8）伴有心功能不全、心律失常，且活动后加重。

运动环境建议餐后适量的室内活动与每周3～4次的体能锻炼相结合。

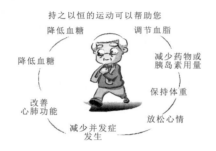

3.合理选择运动项目

运动项目可选择有利于全身肌肉运动，不受条件、时间、地点限制，可操作性强，便于坚持的有氧运动，如散步、快步走、老年健身操、爬山、游泳等。我国传统保健方法如太极拳、气功等也可采用。锻炼项目的选择，需结合自己的身体情况、兴趣爱好、活动量的大小、锻炼的场所，以选择全身性的、有节奏的项目为宜。

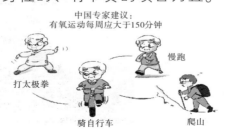

随着对老年少肌症危害的认识，如今抗阻运动逐渐受到关注，选择以四肢骨骼肌参与为主的抗阻运动可以增加肌肉合成，或延缓肌肉衰减的速度。同时安全性好，对心肺耐力及运动关节功能要求也低，故提倡65岁以下老年糖尿病患者每周2~3次的抗阻运动，如举重物、抬腿保持等。如果我们将抗阻运动和有氧运动结合起来，可进一步取得更大程度的代谢改善。针对身体肥胖、体重过大的患者，建议选择不负重的项目，如步行、划船、游泳、骑自行车等有氧运动，以减少由于体重过大而造成的足损伤。合并糖尿病视网膜病变者应避免头部向下用力、举重等闭气活动，防止剧烈震荡导致眼底新生血管破裂和视网膜脱落。

4.准确把握运动"度"

运动强度因人而异，简单的计算方法就是用心率来衡量，运动时保持脉率（次/分钟）=170–年龄，这个运动强度就是最佳的运动强度。但是糖尿病合并自主神经功能障碍者不宜采用心率作为控制强度的指标，因为在这种情况下，心率不能反映运动强度的大小，最好通过疲劳程度的自我感觉来控制。

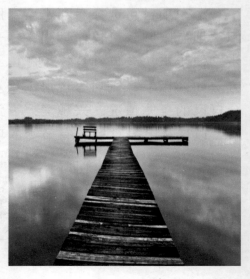

在最佳运动强度时的身体感受：周身发热、出汗，非大汗淋漓或气喘吁吁但能说话，不能唱歌。最好选择相同的模式、相同的时间、持续时间较短而重复次数较多的运动方式。对于运动持续时间的把握，可以从每次5分钟逐渐增加到30分钟。每周运动频率：从1次逐渐增加到5次。几个月后，运动时间每周至少达到150分钟，分5天进行，每次运动30分钟。如果时间很紧，每天不能抽出30分钟，建议利用几分钟的时间，做伸腿、扩胸等简单的活动。

5.运动中的注意事项

坚持运动"三部曲"：运动前热身，运动后做整理恢复，运动中注意调整。为了防止运动中出现低血糖，要注意随身携带糖果，以备及时取用。如使用胰岛素要特别注意运动前将胰岛素注射在腹部，不应注射在大腿和上肢，避免肢体活动使胰岛素吸收加快，诱发低血糖。如果运动量较大，可适当减少运动前的胰岛素尤其是短效胰岛素的剂量，避免低血糖的发生，也可以在运动前及运动中间适当进食；胰岛素泵使用者不宜做剧烈、幅度较大的运动，以免泵管脱出，较好的运动方式为散步和四肢关节的轻柔动作。

选择宽松、轻便、透气性强的服装，必要时戴好护具，如护膝、护踝等，选择合脚舒适的运动鞋，穿较厚的棉袜，以免对脚产生伤害。运动前要检查鞋内有无异物及破损，运动后，要仔细检查足部有无红肿或受压的痕迹，一旦发现有皮肤破溃，应及时到医院就诊。尽量监测一次运动前的血糖，当>14毫摩尔/升时不可运动，而<5.6毫摩尔/升时应加餐。

三、老年糖尿病的心理健康

1.老年糖尿病常见心理误区

在糖尿病早期，由于症状较轻甚至没有症状，有的患者会误认为血糖高对身体健康并无大碍，采取"不以为然"的态度，甚至怀疑医生诊断有误，拒绝治疗。也有患者听说糖尿病是一种难以治愈的终身疾患，并且随着病情的发展还会出现并发症，加上自身缺乏对疾病相关知识的了解，会产生焦虑、恐惧的心理也在所难免。退休的老年糖尿病患者，本想享受生活，快乐地度过晚年，患病后却被告知饮食限制，还担忧病情，现实与理想的反差常会令其陷入悲观沮丧中。当了解到糖尿病与遗传相关时，年长的父母面对同患糖尿病的子女深感内疚自责，也有不懂事的子女抱怨父母。上述种种负面情绪如果不及时疏导，听之任之，时间一长便很可能让患者自暴自弃，有的甚至采取不理睬、不信任、不配合的"三不"态度。糖尿病治疗中药物治疗当然重要，但过分依赖药物甚至迷信药物却是要不得，为了更快地"降糖"，过量、过频用药，或过度节食、过度运动，会造成低血糖，严重的可导致昏厥，甚至危及生命。当然也有人在经过一段时间治疗后，血糖正常，就自认为病已治愈而自行停药，结果导致血糖急剧上升，病情加

"糖尿病不可怕，真正可怕的是对糖尿病的无知，这么多年来我一直学习糖尿病相关知识，坚持科学、正规治疗，病情控制非常好。"

重。这些情况在老年糖尿病人群中都是非常常见的心理误区，需要我们正确面对，以乐观的心态、科学的态度积极应对。

2.糖尿病与抑郁症

糖尿病已经是目前公认的一种身心疾病，它会引起抑郁和焦虑等负面情绪，负面情绪会影响我们大脑中的下丘脑，使之释放一些神经递质，引起具有降糖作用的胰岛素分泌减少，具有升糖作用的激素分泌增加，可引起血糖升高和病情加重，而病情加重又会进一步加重负面情绪。我们认为糖尿病和抑郁症之间可能存在双向因果关系，由此形成恶性循环。调查研究发现，糖尿病人群患抑郁症的风险较非糖尿病人群高24%，其中有4%左右是需要治疗的抑郁症。来自香港的研究也证实，超过65岁的中国人群中，患抑郁症导致自杀倾向的风险显著增加，抑郁症治疗中所使用的一些抗抑郁药同样可能对血糖控制和体重造成影响。而一项来自美国的研究认为，缺少运动、高血压、睡眠不足可能是糖尿病和抑郁症之间最直接的纽带。

3.糖尿病患抑郁症人群的特点

（1）中老年患病率高于年轻人，女性高于男性。

（2）肥胖的糖尿病患者更容易发生抑郁症。

（3）社会层次、家庭经济状况、文化程度与对疾病的认知程度存在相关性。

4.摆脱抑郁症的困扰

研究发现，缓解患者的精神压力或调整患者的负面情绪，可以在一定程度上起到缓解糖尿病症状的作用。由于心理因素在糖尿病治疗上扮演着重要角色，患者和医生理应予以高度重视。加强沟通，让患者客观地了解病情、学习糖尿病知识、参加户外活动、培养广泛的兴趣爱好、建立与人沟通的习惯、重视亲人的帮助，这些都对心理健康有很好的促进作用。善意和讲究策略的"批评"，也是重要的疏导方法。总之，学会自我调适，驾驭自己的情感，增强自我心理调节能力和信心，才能摆脱负面情绪的困扰。

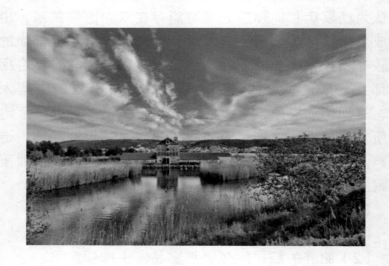

老年糖尿病治疗特点

一、合理选择降糖治疗方案的原则

老年人是糖尿病患者中的一类特殊人群，由于其机体代谢水平低、合并症多、用药复杂，相当一部分人群需要长期用药等原因，容易发生低血糖，对降糖药物的安全性选择难度大大增加。因此，对于老年人降糖药物的选择一定要注意老年糖尿病的自身特点，既要有效控制血糖、避免高血糖造成的并发症，又要注意药物的低血糖风险，选择适合老年患者的治疗方案，对于减少糖尿病的并发症及降低致残、致死率非常重要。老年糖尿病治疗的特点应该体现安全、有效、全面、方便的"八字方针"。

1.重视老年糖尿病患者的低血糖风险

老年人的基础代谢率较低，各脏器的功能逐渐衰退（尤其是肝肾功能减退），加上多种诱发因素的存在，如饮食不规律、缺乏自我血糖监测、多重用药及多种合并症等，更加大了低血糖的风险。老年人对低血糖的反应性差，低血糖症状不明显，容易被忽视，从而导致严重低血糖的发生。反复且严重的低血糖会加剧糖尿病患者

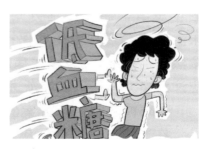

神经认知功能障碍的程度，增加痴呆、脑功能衰竭的风险。降糖药物的选择遵循"小剂量起始，缓慢加量"的原则；停止无疗效和不必要的治疗。

2.分层管理血糖的控制目标

当确定血糖控制的目标时，应充分考虑以下因素：确定或估计患者的预期寿命；血糖平稳控制与防治并发症之间的矛盾统一；经济状况、社会支持与保障的有效性；同时存在的其他并发症和伴发疾病。根据患者情况确定个体化血糖控制目标，将糖化血红蛋白控制在＜7％水平对于多数患者是合理的，但对于低血糖及并发症风险高的老年人，控制目标应适当放宽到8.5％左右。老年人空腹血糖一般为7～9毫摩尔/升，餐后血糖一般在8～10毫摩尔/升，80岁以上的老年还要适当放宽。需要强调的是应选择减少血糖波动、安全性较高的药物。

3.教育与生活方式干预

老年糖尿病的治疗教育要考虑到老年人听力、活动力、认知能力下降的特点，要以讲解、互动、容易懂、便于记住的教育形式为主，同时也要教育他们的家属、陪护、监护人。

生活方式干预是治疗的永恒主题，对于血糖不太高的老年患者，通过生活方式干预可获得很好的血糖控制效果。在用药过程中始终保持对生活方式的评估。饮食疗法依然是治疗老年2型糖尿病的基础，在进行运动疗法时，更应注意量力而行、循序渐进，避免剧烈、竞争性的运动。

4.降糖药物治疗方案的选择

在选择降糖药时，应考虑老年患者随年龄的增长，肾脏与肝脏功能的降低，药物的代谢与排泄减慢；其次，老年患者使用多种药物，有可能产生药物的相互作用，或影响药物的疗效，或增加毒副作用；再者，老年患者常有一种或者多种伴随疾病，疾病本身及治疗也可能对血糖控制产生不利影响。总之，在选择降糖药物时，要审时度势，综合判断，选择合适的药物。

对于改变生活方式无效的情况可进行药物降糖治疗。根据《老年糖尿病诊疗措施专家共识》介绍，对于老年2型糖尿病患者而言，基础用药包括二甲双胍、α-糖苷酶抑制剂及二肽基肽酶-4抑制剂，可以根据患者的血糖水平单独用药或联合治疗。如血糖仍控制不佳，可加用胰岛素促泌剂（磺胺类或格列奈类）或基础胰岛素等二线用药，多为联合用药；必要时可选用预混胰岛素、短效胰岛素或基础胰岛素等三线用药，多为联合用药；如血糖仍然难以控制，可采用多次胰岛素注射的方式，联合应用速效或短效胰岛素＋基础胰岛素。因此，临床时需根据患者的具体情况，对于基础疾病较多、预期寿命较短的老年患者适当放宽降糖指标，选用合理有效的降糖药物联合治疗方案，发挥各种降糖药物的协同降糖作用，减少药物的不良反应，从而做到安全用药。

老年糖尿病往往有多种并发症或伴发病，如冠心病、肾脏疾病、脑卒中、糖尿病足病、眼病、肿瘤等，尤其是心血管疾病以及认知功能障碍，因此应加强对多种危险因素的评估与管理，选用合适方案，关注疗效与不良反应，做出及时调整。

二、降糖药选用原则及联合用药

1.首选用药

对于合并有超重肥胖的老年2型糖尿病患者，可以选用具有减重效果的降糖药物，比如二甲双胍、阿卡波糖，避免使用会增加体重的药物，如磺胺类、胰岛素。以空腹血糖升高为主的可选用二甲双胍，以餐后血糖升高为主的可选用α-糖苷酶抑制剂、二肽基肽酶-4抑制剂和格列奈类。仅轻度持续高血糖但有时有较高餐后血糖值的2型糖尿病患者，α-糖苷酶抑制剂、二肽基肽酶-4抑制剂单一治疗法是较好的选择，能提高血糖调节水平而不会诱导低血糖发生，且适用于老年患者。合并有心血管风险的2型糖尿病患者可选用α-糖苷酶抑制剂、二肽基肽酶-4抑制剂和二甲双胍。心衰、水肿患者应避免使用噻唑烷二酮类。老年尤其是高龄患者发生低血糖的危险性更大，一般不宜选用强效、长药物半衰期的磺胺类药物，其中尤以优降糖引发低血糖的发生率最高且副作用持久。非磺胺类促胰岛素分泌剂（那格列奈、瑞格列奈）半衰期短，主要控制的是餐后血糖，对于肾功能的要求相对较低，同时低血糖的发生率相对较低，服用安全方便，但一定要注意剂量的调整。

2.联合用药

早期联用口服降糖药不仅可使血糖得到长期良好的控制，还能够保护胰岛β细胞功能，延缓其功能的衰退，减轻胰岛素抵抗，最终预防和延缓糖尿病慢性并发症的发生，延长糖尿病患者的寿命，提高其生活质量。联合应用口服降糖药要遵循以下几个原则。

第一，联合使用降糖机制不同的药物，避免联合应用作用机制相同的药物。由于各类口服降糖药的降糖机制不相同，合理地联合用药不仅可以降低单药使用剂量，减少可能出现的药物副作用，而且不同口服降糖药之间可以取长补短，更加有利于血糖的控制。

第二，单一降糖药不能很好地控制血糖时，应尽早联合用药，不要等到单一药物达到最大剂量仍无效时才考虑使用。

第三，联用的药物种类不宜过多，一般联用两种药物，必要时可联用三种，尽量避免联用三种以上药物。

最后，口服降糖药联合使用时要兼顾药物经济学因素。糖尿病治疗是一个持续且终生的过程，要考虑到患者的经济能力可否承受。

目前，临床上常用的口服降糖药主要包括磺胺类、双胍类、格列奈类、噻唑烷二酮类、α-糖苷酶抑制剂、二肽基肽酶-4抑制剂等。临床上比较常用的口服降糖药联用方案多种多样，不胜枚举。不同的联合方案各有优势，比如磺胺类与双胍类的联合，不仅降糖效果好而且花费较低廉；磺胺类与α-糖苷酶抑制剂联合，适合单用磺胺类药物不能控制餐后血糖的患者；双胍类与噻唑烷二酮类联合，适合高胰岛素血症、胰岛素抵抗严重的患者；双胍类与二肽基肽酶-4抑制剂联合，不仅具有良好的降糖效果，而且不会引起低血糖，不增加体重。糖尿病患者应该在内分泌科医生的指导下采用适合自己的联合降糖方案。另外，当联用两种口服降糖药仍不能使血糖得到有效控制时，可考虑三种药物联用。使用胰岛素时也常常与口服药联用，如加服阿卡波糖、二肽基肽酶−4抑制剂可降低餐后血糖，减少血糖的波动，加用二甲双胍可更好地降低空腹血糖。同口服药联用还能减少胰岛素用量和避免低血糖发生。

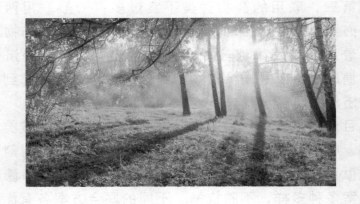

各种口服降糖药物的合理选择与应用技巧

一、双胍类药物的特征与应用技巧

1.双胍类药物的特征

双胍类口服降糖药是一类在临床应用已经有数十年历史的经典老药，是目前全球应用最广泛的口服降糖药之一。临床应用最多的双胍类是二甲双胍。二甲双胍主要是通过增进外周组织（肌肉、脂肪）对葡萄糖的利用来降低血糖。

（1）二甲双胍主要是降低患者的空腹血糖。各项指南都推荐二甲双胍为治疗2型糖尿病的首选用药，故有"二甲双胍金标准"一说。它可单独使用，也可同其他任何一种降糖药一起使用。在其他的口服降糖药出现原发或继发失效时，与二甲双胍联合使用均可奏效。部分使用胰岛素治疗的患者加用二甲双胍可增强胰岛素的作用，减少胰岛素的用量。

（2）二甲双胍对肥胖的患者也有一定的减重效果。肥胖的2型糖尿病患者单纯通过饮食控制血糖不达标时，应首选二甲双胍。目前发现二甲双胍对肥胖的2型糖尿病患者还具有心血管保护作用。二甲双胍可减少新诊断及已发生心血管疾病的2型糖尿病患者的心血管疾病发生风险。

（3）二甲双胍的副作用。二甲双胍单独使用时很少发生低血糖。最常见的不良反应是消化道反应，表现为食欲不振、恶心、呕吐、腹痛腹泻等，发生率为20%～25%，多出现在开始服用的早期阶段（绝大多数发生于前10周）。随着服药时间的延长，大多数患者可以逐渐耐受或症状消失。老年糖尿病患者合理应用二甲双胍治疗即可达到良好的降血糖效果，也较为安全，但需要每3～6个月检查一次肝、肾功能和血、尿常规。有急性糖尿病合并症（严重感染、大手术和外伤）、中重度肝肾功能损害、心力衰竭、严重缺氧及血管造影的应停用该药物。需要强调的是二甲双胍虽然本身不伤肾，但它100%从肾脏排泄，老年人肾功能低下，一定要注意使用的时机与剂量。

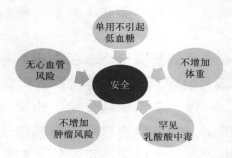

2.双胍类药物的应用技巧

（1）笔者认为老年糖尿病患者可从250～500毫克/次开始服用该药物，每日1～3次，1～2周增加到1000～2000毫克/天或可以承受的最大有效剂量。若要减重，平均剂量可达2000～2550毫克/天。应注意要从小剂量起始，逐渐加量，适时调整剂量，非缓释制剂分次于饭后服用，可减少胃肠道反应。老年患者尤其是肥胖老人可以选择二甲双胍，但80岁以上的老老年患者还是要减量或谨慎使用。

（2）国内外主要有单一成分的二甲双胍普通片、二甲双胍缓释片。缓释片可减少服用后的胃肠道反应，提高患者的用药耐受性。目前也有二甲双胍与其他口服降糖药的合剂，如磺胺类药物或二肽基肽酶－4抑制剂组成的复方制剂，这样可提高用药的疗效和依从性。

3.双胍类药物与其他药物的相互作用

老年糖尿病患者往往合并有多个系统的疾病，需同时服用多种药物，有时候会出现一些药物的相互作用，产生不好的结果。下面重点介绍二甲双胍与几种常见的合并用药联合使用时需要注意的事项。

（1）二甲双胍与西咪替丁（胃药）。西咪替丁可减缓二甲双胍在体内的清除代谢速度，所以因尽量避免两者的共同使用。如果必须使用，需要随时检查血糖，调整二甲双胍的剂量。

（2）二甲双胍与头孢氨苄（抗生素）。头孢氨苄可抑制肾小管的排泄，减少二甲双胍在体内的清除，二甲双胍的剂量升高从而造成不良反应。要注意尽量不联合应用和调整剂量。

（3）二甲双胍与酒精。在使用二甲双胍时饮酒，容易增加乳酸中毒的风险，所以应避免饮酒，如需饮酒则应注意饮酒量的控制。

（4）二甲双胍与静脉用造影剂。老年人肾功能较低下，如果患者正在接受血管内注射碘化造影剂（如冠脉造影或脑血管造影等），这时应避免使用，或者造影前后（48～72小时）停用二甲双胍，并做好术前和术后的肾功能监测。

（5）二甲双胍与其他升血糖药物。在使用如噻嗪类药物或其他利尿剂、糖皮质激素、吩噻嗪、甲状腺制剂、大剂量的他汀、雌激素、口服避孕药、苯妥英、烟碱酸、拟交感神经药、钙离子通道阻滞剂和异烟肼等时，要密切监测血糖；而在这些药物停用后，要密切注意低血糖的发生。

（6）二甲双胍与华法林。有增加华法林的抗凝血倾向，服用华法林一定要注意监测国际标准化比值和凝血酶原时间，及时调整华法林的剂量和二甲双胍的用量。

二、磺胺类药物的特征与应用技巧

1.磺胺类药物种类

目前正在使用的主要是第二代磺胺类制剂如格列本脲（如优降糖）、格列齐特（如达美康缓释片）、格列吡嗪（如美吡达）、格列喹酮（如糖适平），第三代磺胺类药物格列苯脲（如亚莫利）。

2.磺胺类药物的特征

由于磺胺类药物降糖的主要机制是刺激胰腺的 β 细胞分泌胰岛素，故适用于有一定胰岛功能，常用降糖药治疗，但不能达到满意控制的2型糖尿病患者。磺胺类药物特点如下所示。

（1）降糖作用较强，价格较低，费效比高，有丰富多年的临床使用表现，安全性好，多为一天一次，口服依从性高。

（2）注意低血糖风险。格列本脲的低血糖风险最大，所以不适合老年患者。肝肾功能正常的老年患者可考虑选用只需每天一次的中长效磺胺类降糖药物，或者根据血糖的特点选择短效的降糖药物。格列吡嗪控释剂、格列齐特缓释片每天服用一次，低血糖发生率相对较小，适合老年患者。出现低血糖时，一定要马上进食及饮用甜饮料来缓解，自己无力改善的严重低血糖一定要送往医院急救。如果频繁发生，一定要找医生进行降糖方案的改变或药物剂量的调整。

（3）磺胺类药物失效。磺胺类药物失效包括原发性和继发性失效。大约10%的糖尿病患者在开始使用磺胺类药物治疗时不能控制血糖（空腹血糖＞13.9毫摩尔/升或空腹血糖下降＜1.1毫摩尔/升），这种现象称为磺胺类药物原发性失效。而有些患者在磺胺类药物初始治疗时反应良好，但经过数月或数年后，降糖疗效减弱或消失，称为磺胺类药物的继发性失效，每年发生率为5%～10%，大约10年后绝大多数磺胺类药物治疗患者需同时合用另外一类降糖药或胰岛素。和其他降糖药物联合应用可以减少磺胺类药物继发性失效的发生率。当然使用其他降糖药物也有可能发生继发性失效，这就是我们常说的糖尿病治疗的"天花板效应"。磺胺类药物对血糖控制不能达标时，可以联合使用双胍类、α-糖苷酶抑制剂、二肽基肽酶抑制剂、噻唑烷二酮类、胰岛素等。同一患者不能同时联合应用两种磺胺类药物，也不要同时用磺胺类和

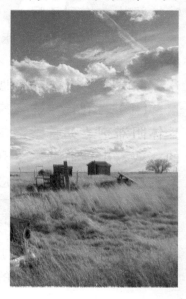

格列奈类的促胰岛素分泌剂。

（4）体重增加。大部分磺胺类药物长期使用会增加糖尿病患者的体重。有临床研究表明，格列吡齐特缓释片和格列苯脲增加体重作用不明显，或增加率较其他磺胺类药物低。

（5）对磺胺过敏的糖尿病患者不要用磺胺类降糖药。

3.磺胺类药物的应用技巧

（1）可作为非肥胖2型糖尿病患者的一线用药。

（2）老年2型糖尿病患者或以餐后血糖升高为主者宜选用短效类药物，如格列吡嗪、格列喹酮。

（3）轻、中度肾功能不全患者，用格列喹酮较为安全，因其主要从肝胆代谢。

（4）病程较长、空腹血糖较高的2型糖尿病患者可选用中长效类药物（苯格列齐特、格列齐特缓释片及格列吡嗪控释片、格列基脲）。

（5）肥胖的2型糖尿病患者要慎用，因其会增加患者体重。

4.磺胺类药物与其他药物的相互作用

（1）与利福平、考来烯胺、考来维仑以及非选择性β受体阻滞剂（如普萘洛尔）联用时，可能降低磺胺类药物的疗效，出现血糖水平升高状况。而增加磺胺类药物剂量又会产生更多的不良反应和低血糖风险，所以要避免这些药物的联合使用或需剂量调整。

（2）与水杨酸类药物、唑类抗真菌药物、血管紧张素转换酶抑制剂（降压药）类药物联合使用时，可能会出现低血糖或者加重低血糖的风险，所以需要严密监测血糖波动和调整药物的种类与剂量，防止血糖波动过大。

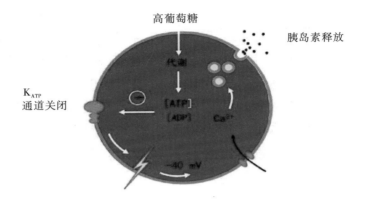

三、格列奈类促泌剂的特征与应用技巧

1.格列奈类促泌剂应用种类

格列奈类口服降糖药为非磺胺类的胰岛素促泌剂，我国上市的有瑞格列奈、那格列奈和米格列奈。本类药物主要通过刺激胰岛素的早期分泌而降低餐后血糖，具有吸收快、起效快和作用时间短的特点，可降低糖化血红蛋白数量0.3％～1.5％，主要用于控制餐后高血糖，也有一定降低空腹血糖的作用。

2.格列奈类促泌剂的特征与应用技巧

该类药主要通过刺激胰岛素的早期分泌来降低餐后血糖，降血糖作用的前提是机体尚有相当数量（30％以上）有功能的胰岛β细胞，较适合2型糖尿病早期餐后高血糖阶段或以餐后高血糖为主的老年患者。可单独或与二甲双胍、α-糖苷酶抑制剂等口服药联合使用，不能与磺胺类药物同时使用。

（1）瑞格列奈（如诺和龙）。一般不引起严重的低血糖，不引起肝脏的损害，有中度肝脏损伤的患者对该药也有很好的耐受性，药物相互作用较少。由于其仅6%从肾脏代谢，故可用于轻、中、重度肾功能受损的2型糖尿病患者，因此它的最大优势是肾功能损害的全程均可应用，即使是透析的患者也可以使用。格列奈类药物的常见副作用是低血糖和体重增加。但低血糖的风险和程度较磺胺类药物轻。此类药物需在餐前即刻服用，可单独使用或与其他口服降糖药联合使用。同样也可与胰岛素联合应用。通常在餐前15分钟内服用本药。瑞格列奈推荐起始剂量为0.5毫克，以后如需要，可每周或每两周作调整。接受了其他口服降血糖药治疗的患者转用瑞格列奈治疗的推荐起始剂量为1毫克。最大的推荐单次剂量为4毫克，需进餐时服用。但一天最大剂量不应超过16毫克。

对于衰弱和营养不良的患者，应谨慎调整剂量。如果与二甲双胍合用，应减少瑞格列奈的剂量。尽管瑞格列奈主要经胆汁代谢，但老年肾功能不全的患者还是要减量和监测血糖。

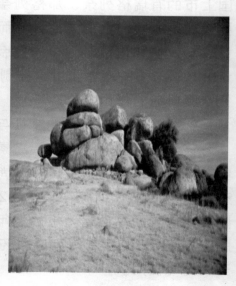

（2）那格列奈（唐力）。会直接影响肌组织的糖代谢及增强脂肪细胞对胰岛素的敏感性。主要

在肝脏代谢，95%从胆囊排出，代谢产物无活性，对肾脏影响极少。用于经饮食控制后，仍不能有效控制血糖的2型糖尿病患者。可与二甲双胍合用，二者合用对控制血糖有协同作用。那格列奈的常用剂量为餐前120毫克，可单独应用，也可与二甲双胍联合应用，剂量应根据定期的糖化血红蛋白检测结果调整。

3.格列奈类药物与其他药物的相互作用

单一使用格列奈类药物低血糖发生率比较低，对肝肾的影响也较小，但是由于糖尿病患者经常存在合并用药的情况，因此有一定血糖波动的风险。同时由于瑞格列奈和那格列奈主要经肝脏代谢，因此，如与某些同时经过肝脏代谢的药物联合使用时，糖尿病患者一定要记得去门诊随诊，注意调整药物剂量、监测血糖和肝功能。

（1）瑞格列奈。主要经肝脏细胞色素P3A4和细胞色素P2C8代谢，利福平可诱导细胞色素P2C8的活性，加快瑞格列奈代谢，使其降糖效果降低。吉非贝齐、甲氧苄啶为细胞色素P2C8抑制剂，可显著增强瑞格列奈的降糖效果。克拉霉素、伊曲康唑、酮康唑、环孢素、红霉素等为细胞色素P3A4抑制剂，可升高瑞格列奈的血药浓度，诱发低血糖。合用时均应密切监测血糖，以防低血糖发生。辛伐他汀与瑞格列奈合用，低血糖发生率增加。

（2）那格列奈。在代谢中起主要作用的是肝脏细胞色素P2C9，其次是细胞色素P3A4。利福平抑制细胞色素P2C9和细胞色素P3A4，但只稍微降低那格列奈的血药浓度，对其降糖作用并无显著影响。氟康唑与那格列奈合用，可能会延长其降糖效果。

四、噻唑烷二酮类（胰岛素增敏剂）的特征与应用技巧

1.噻唑烷二酮类药物的种类

噻唑烷二酮类，亦称胰岛素增敏剂，该药能增加外周组织对葡萄糖的利用，从而有效降低血糖，改善胰岛素敏感性。目前在我国上市的噻唑烷二酮类降糖药物主要有罗格列酮和吡格列酮，主要用于2型糖尿病的治疗。

2.噻唑烷二酮类的特征与应用技巧

（1）良好的降血糖作用。噻唑烷二酮类可降低糖化血红蛋白数量1%～1.5%，临床中可单独使用，也可联合其他降糖药物一起发挥作用。单独使用时一般不会发生低血糖，但是与胰岛素、磺胺类、格列奈类等促进胰岛素分泌的药物联合使用时需要注意低血糖的风险。另外，体重增加和水肿是噻唑烷二酮类常见的副作用，在与胰岛素联合使用的时候更加明显。骨折、心力衰竭和轻度贫血也是使用噻唑烷二酮类时需要注意的问题，尤其是老年患者更应该注意，所以一般老年患者不推荐首选噻唑烷二酮类。少见的副作用是肝衰竭，所以用此药前需要查肝功能，在用药的第一年使用时要注意前3个月每月监测一次肝功能，有肝病或肝功能损害者不宜使用。

（2）直击病因。此类药物曾因增加心血管事件及膀胱癌风险被禁用或限用，后来因证据不足被解禁。近年来还有研究发现噻唑烷二酮类药物可能具有心血管保护作用。噻唑烷二酮类药物可能具有改善血脂、降血压、抗炎、抗血小板活性、保护内皮细胞、增加动脉斑块的稳定性及抑制血管再狭窄等潜在的心血管保护作用，但是心力衰竭和

骨折的发生风险依然增加，所以对于骨质疏松或者有心衰风险的老年2型糖尿病患者不推荐使用。其与二甲双胍合用时会增加贫血，所以还要注意监测血常规。

（3）增加胰岛素敏感性。除了治疗2型糖尿病外，噻唑烷二酮类还被推荐给胰岛素抵抗的妇女如多囊性卵巢综合征和糖尿病前期的患者使用。在这些患者中，噻唑烷二酮类能够不同程度地增加患者对胰岛素的敏感性。

（4）起效比较缓慢。一般用药2周开始起效，数周乃至数月才达到最佳效果，所以用此药应该做到适量足程，以保护胰岛β细胞发挥最好的降糖功效，减少心血管危险因素，延缓糖尿病发展进程。

（5）目前国内市场上代表性的药物是吡格列酮（艾可拓、卡司平）。规格：15毫克。常用剂量：15~30毫克。开始的剂量为每日1次15毫克，效果不满意可以加到最大量每日1次45毫克，但老年人最好定在每日30毫克以内。单药使用疗效不佳时，可考虑联合用药。轻、中度肾功能不全的患者无须调整剂量。但需要强调的是，已患有乙肝或丙肝的肝功能异常老年患者最好不要使用。

3.噻唑烷二酮类与其他药物的相互作用

（1）噻唑烷二酮类与肝药酶抑制剂或诱导剂联合使用可能会对此类药物的吸收浓度和疗效产生影响。与肝药酶抑制剂（如吉非贝齐、酮康唑）使用时，这类药物会使血液中噻唑烷二酮类的浓度和吸收效率增加，降糖效果增加，因此需要注意低血糖的发生。与肝药酶诱导剂（利福平）联用时，利福平会减弱噻唑烷二酮类的降糖效果。

（2）吡格列酮与咪达唑仑。吡格列酮可减少血中咪达唑仑的浓度，合用时需要调整咪达唑仑的剂量。

（3）吡格列酮与阿托伐他汀。两者联合使用，可使吡格列酮的血中浓度峰值降低。

因此，老年人在用此类药物时一定要注意药物的相互作用，尽量避免相互作用的药物同时使用，如同时使用应及时做好剂量调整以减少副作用的发生。

五、糖苷酶抑制剂的特征与应用技巧

1.α-糖苷酶抑制剂种类

α-葡萄糖苷酶抑制剂是比较成熟的治疗糖尿病的药物，已广泛应用于临床，其中以拜唐苹在中国的应用最为广泛。目前国内上市的α-糖苷酶抑制剂有阿卡波糖、伏格列波糖和米格列醇。食物中淀粉、糊精和双糖（如蔗糖）的吸收需要小肠黏膜刷状缘的α-葡萄糖苷酶，α-糖苷酶抑制剂抑制这一类酶，从而延缓碳水化合物的吸收。

α-糖苷酶抑制剂类药物的适用人群为配合饮食治疗的2型糖尿病患者。α-糖苷酶抑制剂可单独用药，也可与其他口服降糖药物联合，或与胰岛素联用。目前阿卡波糖（拜糖平）是唯一可以在说明书中标有应用于糖尿病前期患者的降糖药物。

2.α-糖苷酶抑制剂的特征

（1）α-糖苷酶抑制剂类的疗效。α-糖苷酶抑制剂类药物主要降低餐后血糖，是老年糖尿病的一线用药，也可用于服用磺胺类或双胍类降糖药效果不佳，尤其是餐后血糖控制不理想时的联合用药。α-糖苷酶抑制剂类药物是适合国人的降糖药物，因国人以碳水化合物为主食，降糖效果明显，尤其是中老年糖尿病患者降餐后血糖的效果更为明显。

餐后血糖和糖尿病并发症的关系密切。糖尿病的发病过程中最先出现的症状是餐后高血糖；特别是2型糖尿病患者，餐后高血糖不仅极易诱发各种并发症，还会极大地提高糖尿病的病亡率。所以，降低餐后血糖是预防糖尿病、减少并发症和降低死亡率的重要措施。

（2）α-糖苷酶抑制剂低血糖风险小。α-糖苷酶抑制剂不仅能降低餐后血糖，而且单独使用不会发生低血糖，与其他药物比如磺胺类、胰岛素等联用能够减少低血糖的风险。

（3）α-糖苷酶抑制剂一般不会增加患者体重。其中阿卡波糖对肥胖的糖尿病患者有较明显的减重效果。对于肥胖或者超重的2型糖尿病患者可以选用阿卡波糖。另外，近年来有研究也发现阿卡波糖（拜唐苹）可以改善2型糖尿病患者体内的肠道菌群失调，增加有益菌，减少有害菌。

3. α-糖苷酶抑制剂类药物的不良反应及处理

服用α-糖苷酶抑制剂类药物最常见的不良反应是胃肠道不良反应，如胃肠胀气、胃痛、大便次数增多等。在服药过程中可以从小剂量开始服用，逐渐增加到正常剂量，可以减少甚至避免不良反应的发生。单独服用本类药物通常不会发生低血糖。需要注意的是，如果使用了α-糖苷酶抑制剂类药物出现低血糖，需要采用葡萄糖纠正低血糖，而采用其他碳水化合物如淀粉进食法来纠正低血糖的效果较差。

4. 什么情况下不要用 α-糖苷酶抑制剂呢？

有明显消化和吸收障碍的慢性胃肠功能疾病患者尽量避免使用该类药物。患有肠道疾病（如胃心综合征、严重的疝气、肠梗阻和肠溃疡）的患者由于肠道胀气可能使病情加重，所以也应该避免使用该药物。阿卡波糖可用于慢性肾脏病变1~3期的患者；患有严重肾功能损害（肌酐清除率＜25毫升/分钟）的患者禁用。

5. α-糖苷酶抑制剂的应用技巧

（1）拜唐苹、卡博平。规格：50毫克、100毫克。用餐前即刻整片与前几口食物一起咀嚼服用效果更佳。起始剂量为一次50毫克，一日3次；常规剂量为50~100毫克，一日3次。个别情况下，可增加至1次200毫克，一日3次。研究发现，拜唐苹100毫克，一日3次，对肥胖的2型糖尿病患者也有很好减重效果。

（2）倍欣。规格：0.2毫克。通常成人0.2毫克，1日3次，餐前口服，服药后即刻进餐，疗效不明显时，经充分观察可以将每次用量增至0.3毫克(1次1.5片)。

（3）米格列醇。规格：50毫克。初始剂量：推荐的初始剂量为25毫克，每日正餐前服用，一日3次。维持剂量：50毫克，一日3次。最大剂量：100毫克，一日3次。

α-糖苷酶抑制剂被认为是精准血糖调节剂，可精细地调整每一顿饭的餐后血糖。

6. α-糖苷酶抑制剂与其他药物的相互作用

（1）阿卡波糖与华法林。阿卡波糖可增加华法林的吸收。

（2）阿卡波糖与地高辛。阿卡波糖可减少地高辛的吸收，所以联合使用时需要增加地高辛的量。伏格列波糖不影响地高辛的吸收。

（3）其他药物。服用阿卡波糖时应避免同时服用考来烯胺、肠道吸附剂和消化酶类抑制剂。

六、二肽基肽酶-4抑制剂的特征与应用技巧

1.二肽基肽酶-4抑制剂种类

二肽基肽酶-4抑制剂为近十余年应用的降糖新药。目前在我国已经上市的药物有西格列汀（捷诺维）、沙格列汀（安立泽）、利格列汀（欧唐宁）、阿格列汀（尼欣那）、维格列汀（佳维乐）。其中，西格列汀、沙格列汀、阿格列汀均通过大样本多中心随机对照心血管终点研究，证实了它们较好的心血管安全性。

2.二肽基肽酶-4抑制剂的特征

（1）葡萄糖依赖性降糖作用，通过与二肽基肽酶-4结合形成复合物抑制二肽基肽酶-4的生物活性，从而减少体内自身胰高血糖素样肽降解。而胰高血糖素样肽-1的作用是通过促进葡萄糖依赖的胰岛素分泌和抑制胰高血糖素产生，改善糖代谢。也就是说，根据血糖的高低来调节胰岛素的多少，所以有智能降糖一说。主要降

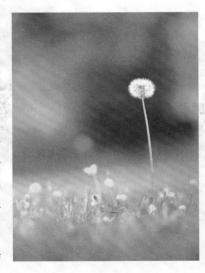

低餐后血糖，低血糖风险很小，有效性、耐受性和安全性都比较好，且不增加体重，使得老年糖尿病患者获益较多，现已作为老年糖尿病治疗的一线推荐。

（2）保护胰岛β细胞。二肽基肽酶-4抑制剂还能减少β细胞的凋亡，加快胰岛β细胞增殖，提高自身胰岛β细胞产生胰岛素的能力。抑制二肽基肽酶-4还可提高肝脏和外周组织对胰岛素的敏感性。因此，可以说它是一个标本兼治的降糖药物。

（3）心血管的安全性。西格列汀为代表的心血管安全性研究（TECOS研究），是一项随机双盲研究，结果显示在已有心血管疾病的2型糖尿病人群接受西格列汀常规治疗没有增加主要心血管不良事件、住院治疗心脏衰竭或其他不良事件的风险。调查研究结果显示，患有急性冠脉综合征的2型糖尿病患者，应用阿格列汀与安慰剂相比，未增加主要心血管不良事件的发生率。

最大样本量的心血管终点研究（SAVOR研究）结果显示，沙格列汀治疗组较安慰剂组，不增加主要心血管不良事件。由此可见，二肽基肽酶-4抑制剂未增加心血管不良事件，也无心血管受益的证据。中国心脏调查研究发现，糖尿病是冠心病的重要伴发疾病，中国冠心病患者的糖代谢异常发生率（包括糖尿病前期和糖尿病）约为80%。对于临床医生来说，选择适合的降糖药物要兼顾心血管风险。

近年来，2型糖尿病的新药研究进展迅速，其中二肽基肽酶-4抑制剂的研究进展最快，由于其不良反应小，对2型糖尿病引发的并发症有很好的改善作用，特别是对

胰岛 β 细胞的保护作用已引起广泛关注，并继续研发了不同类型的二肽基肽酶-4抑制剂。在联合治疗方面，二肽基肽酶-4抑制剂与二甲双胍在治疗机制上互补，对于胰高血糖素样肽-1的调控又具有协同作用。二肽基肽酶-4抑制剂与磺胺类药物、噻唑烷二酮类、胰岛素联合使用的临床研究均显示了联合治疗的有效性。从药物经济学范畴来看，含二肽基肽酶-4的个体化治疗方案药费合理，降糖疗效良好，依从性好，不良事件发生少，弥补了糖尿病治疗低血糖、体重增加、依从性的缺陷，从而达到了成本获益的最佳结合点。

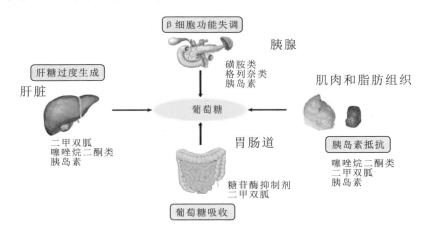

3.二肽基肽酶-4抑制剂与其他药物的相互作用

（1）二肽基肽酶-4抑制剂不属于细胞色素P系统的阻滞剂或诱导剂，其与口服降糖药、调脂药、血管紧张素转换酶抑制剂、地尔硫卓、利福平、地高辛、华法林、口服避孕药、奥美拉唑、法莫替丁和环孢素等临床常见药物合用均相对安全，不存在有临床意义的药动学作用。

（2）沙格列汀与细胞色素P3A4/5强抑制剂（如酮康唑）合用时，应将沙格列汀剂量限制为每天2.5毫克。

（3）二肽基肽酶-4抑制剂与磺胺类和胰岛素合用时，为减少低血糖发生的风险，一定要注意减少磺胺类和胰岛素药物的剂量。

七、钠-葡萄糖共转运蛋白2抑制剂的特征与应用技巧

钠-葡萄糖共转运蛋白2抑制剂是减少糖尿病患者大血管并发症和死亡率的"具有划时代意义的药物"，并迅速成了美国权威指南如美国内分泌医师协会/美国糖尿病协会的一线推荐用药。"肾脏排糖"这一独特的作用机制，带来的不仅仅是血糖的降低。2015年，在欧洲糖尿病年会上公布的钠-葡萄糖共转运蛋白2抑制剂（恩格列净）在2型糖尿病伴心血管疾病患者中进行的研究（EMPA-REG研究）发现，恩格列净能够显著降低2型糖尿病合并心血管疾病患者的心血管事件再发风险和全因死亡率，并且能够延缓该类患者的肾病进展。该项研究结果引发了全世界内分泌学界的轰动，被称为"具有划时代意义的降糖治疗试验"。

1.钠-葡萄糖共转运蛋白2抑制剂种类

目前在国外上市的有达格列净、恩格列净、卡格列净。2017年3月，钠-葡萄糖共转运蛋白2抑制剂"达格列净"在中国上市。2017年9月，恩格列净、卡格列净在中国获批上市。

2.钠-葡萄糖共转运蛋白2抑制剂的特征

（1）独特的肾脏排糖机制。对于一个正常人来说，虽然我们的肾脏每天会滤出160～180克葡萄糖，但滤出的葡萄糖会在肾小管中全部重吸收回来，所以正常人的尿液中是没有糖的。糖尿病患者就不一样，由于血糖异常增高，肾脏滤出的葡萄糖数量超过了肾小管最大重吸收能力，导致尿中的葡萄糖排泄增多。出于对肾脏过量葡萄糖排出的适应，2型糖尿病患者重吸收葡萄糖的量也较正常人明显增加，而这正是2型糖尿病主要的发病机制之一，也是既往各种口服药都未曾作用过的新治疗靶点。钠–葡萄糖共转运蛋白2抑制剂主要通过抑制钠–葡萄糖共转运蛋白2（负责肾小管中90％葡萄糖的重吸收）或钠–葡萄糖共转运蛋白1（负责10％）的作用抑制葡萄糖重吸收，促进尿葡萄糖排泄（每天可促进80克左右的尿葡萄糖的排泄），从而达到降低血液循环中葡萄糖水平的作用。达格列净和恩格列净主要抑制钠–葡萄糖共转运蛋白2，特异性更强，而卡格列净可同时抑制钠–葡萄糖共转运蛋白2和钠–葡萄糖共转运蛋白1（受体广泛分布于全身），特异性相对较低。

（2）降糖、减重、降压等多重功效。钠–葡萄糖共转运蛋白2抑制剂降低糖化血红蛋白幅度大，为0.5％～1％，和其他口服降糖药相比，降糖疗效与2000毫克二甲双胍相当，优于二肽基肽酶–4抑制剂和磺胺类药物；有明显的减重效果，减轻体重1.5～3.5千克（优于2000毫克二甲双胍）。单独使用可降低收缩压平均 3～5毫米汞柱，和血管紧张素转换酶抑制剂/血管紧张素Ⅱ受体拮抗剂类降压药物联用还能够进一步降低血压平均3～6毫米汞柱。与胰岛素联合使用时，还可减少每日胰岛素用量5.9~8.7单位。另外，钠-葡萄糖共转运蛋白2抑制剂还可降低尿酸水平，减少尿蛋白排泄，以及降低总胆固醇。正是这些降糖外的效应，才让钠-葡萄糖共转运蛋白2能够超越既往的降糖药物，带来大血管的获益。

（3）心血管及肾脏的保护作用。2015年，在欧洲糖尿病年会上公布的钠-葡萄糖共转运蛋白2抑制剂（恩格列净）在2型糖尿病伴心血管疾病患者中进行的研究（EMPA-REG研究）：主要心血管事件下降14%，心衰住院或死亡率下降39%，显著减少终末期肾病等肾脏不良事件的发生率40%。2017年6月美国糖尿病年会公布了卡格列净心血管结局研究：主要心血管事件减少14%，心衰住院率下降33%，减少蛋白尿风险达27%。再则，关于达格列净的大规模心血管长期临床研究在2018年11月美国心脏病年会上公布，这为该类药物提供了更多的数据。

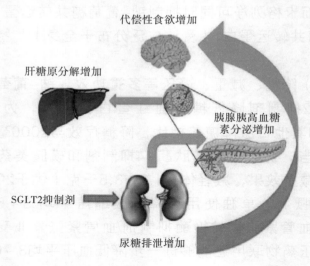

代偿性食欲增加

肝糖原分解增加

胰腺胰高血糖素分泌增加

SGLT2抑制剂

尿糖排泄增加

3.钠–葡萄糖共转运蛋白2抑制剂的应用技巧

（1）美国食品药品监督管理局批准达格列净、卡格列净和恩格列净的起始剂量分别为5毫克、100毫克和10毫克，根据血糖控制需求和是否耐受，可调整至最大剂量10毫克、300毫克和25毫克，每日一次，口服，非常简单方便。达格列净和恩格列净餐前或餐后均可服用，卡格列净需要在第一次正餐前口服。

（2）钠–葡萄糖共转运蛋白2抑制剂单独使用不会增加低血糖发生的风险，但如果和胰岛素或磺胺类药物联合使用，则需要减少胰岛素或磺胺类药物的剂量，以避免低血糖的发生。钠–葡萄糖共转运蛋白2抑制剂的主要不良反应为生殖泌尿道感染，这是因为服药后患者尿液的含糖量增加，增加了细菌及霉菌感染的概率。不过这种感染多数为轻度到中度的，对于常规的抗感染治疗有效，治疗期间一般也无须停药。所以使用钠–葡萄糖共转运蛋白2抑制剂的患者，应建议注意个人外阴部卫生，适量饮水，保持小便通畅，减少感染的发生。由于其药理作用依赖一定水平的肾脏功能，故对患者肾小球滤过率要求需＞60或45毫升/分钟/1.73平方米（即中度及以上肾脏病变）。轻中度肝功能不全时也可使用，但重度肝功能不全的2型糖尿病数据有限，故不推荐。

（3）钠–葡萄糖共转运蛋白2抑制剂用于老年2型糖尿病患者。可以有效降低血糖、减轻体重和降低血压，并且耐受性良好。在开始这类药物治疗之前，需评估患者的肾功能，在此后定期监测肾功能变化。若患者出现急性肾损伤，应立即停药，并积极治疗肾损伤。肾功能正常或轻度

不全时，均可使用钠-葡萄糖
共转运蛋白2抑制剂。

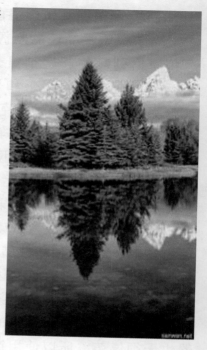

（4）在临床试验和药物上
市后曾有报告出现一些非常少
见的不良事件，如糖尿病酮症
酸中毒、骨折（主要是卡格列
净造成）等风险，与钠-葡萄
糖共转运蛋白2抑制剂的应用
是否存在因果关系，还需在更
多的临床研究和观察中予以进
一步验证。

钠-葡萄糖共转运蛋白2抑
制剂是一类全新的口服降糖
药，其降糖疗效确切，减轻体
重，降低血压，口服方便，
1天1次，单药使用没有低血糖风险，安全性良好，特别是
具有心血管及肾脏保护作用，减少了心血管事件的发生，
为糖尿病患者带来了新希望，对于进一步完善糖尿病防治
策略起到了巨大的推动作用。

八、长期服用降糖药对肝肾有损害吗？

常言道"是药三分毒"，但需要强调的是对一个糖尿
病患者来说，不服用降糖药就是"十分毒"。老年糖尿病
患者应该学习了解糖尿病知识，定期复查，在医生的指导
下根据自身情况个性化安全用药，尽量减少药物对肝肾造
成的损害。一般来讲，降糖药物对人体的肝肾直接影响都

比较小，但如果已有肝病或肾病那就要评估后再正确用药。此外，老年人同时应用多种口服药，应该注意药物的相互作用，平衡用药，避免及减少肝肾损害。

每一例老年糖尿病患者的发病情况都不尽相同。尤其是80岁以上的老老年，病程、并发症、伴发病、胰岛β细胞的分泌状态都不一样，当然所选择的降糖用药也不一样。乙肝、丙肝等肝功能不良的老年糖尿病患者，就不要选择主要经肝脏代谢的降糖药，如格列本脲、噻唑烷二酮类。即使选择其他口服降糖药物也应定期监测肝肾功能，依据结果调整药物剂量。肾功能不全的患者应谨慎使用主要经肾代谢的药物，尤其是老老年最好不要使用双胍类，因此药几乎全部以原形随尿液排出，所以老年肾功能不全的糖尿病患者不要服用。几乎所有的降糖口服药在慢性肾脏病4～5期是禁用的，只有瑞格列奈和利格列汀可在慢性肾脏病1～5期全程使用。需要强调的是，老年糖尿病患者一定要定期（每1～3个月）监测肝肾功能、尿常规以指导和选择降糖药的种类及剂量。还需要注意：老年糖友口服一种或几种降糖药时肝肾功能良好，但因为出现了其他疾病又新加服了药物而出现肝肾功能的异常，在治疗方案改变时需检测肝肾功能及评估药物是否在肝肾代谢。

在长期应用过程中可发现，大多老年糖尿病患者的肝肾功能良好，使用口服降糖药物安全、有效、方便。因此，老年糖尿病患者在口服降糖药时，一定不要忌药。长期高血糖对肝肾功能的损伤及引起可怕的大小血管并发症的危害要远远超过降糖药物对肝肾的影响，所以良好的血糖控制就是对肝肾最好的保护。一些糖尿病患者在服用降糖药期间发现肾功能异常，与糖尿病病程长及血糖、血压控制不良等有关。有些老年糖尿病患者看到药物说明书上标有"影响肝肾功能"就非常担心，即使该药物非常适合自己的病情，也坚决弃之不用，而去选择一些降糖效果不确切或无效的"保健品"，甚至是号称纯中药制剂的假药，致使血糖长期居高不下并大幅波动，这对病情控制是极为不利的，会促使严重并发症的发生与发展。事实上，临床上使用的各种正规降糖药物都是经过层层筛选的，在大量的临床试验和多年的实际检验中证实其是安全、有效的药物，它给患者带来的帮助远远超过它的不良反应。只要在医生的指导下正规服药、定期监测肝肾功能，及时调整个性化治疗方案，长期服用降糖药是安全且受益的。

九、血糖控制好了，就可以停用降糖药吗？

胰岛素抵抗是2型糖尿病病程进展的主要始动因素，而胰岛细胞功能受损乃至衰竭是所有糖尿病发生与恶化的基础，它们贯穿于糖尿病病程始终，病根未除，药不能随便停用。

随着研究的深入，人们发现糖尿病发生后，胰岛 β 细胞功能即呈进行性下降趋势，其下降速度决定了糖尿病进展的速度。慢性高血糖本身可引起胰岛 β 细胞分泌功能降低和胰岛素抵抗，因此若能在糖尿病发生初期，尽可能短时间内将血糖降至正常水平，促进胰岛 β 细胞最大限度恢复，则可实现短期停药。停用降糖药可见如下几种情况。

1.胰岛素短期强化治疗后

一些研究人员认为：短期持续皮下输注胰岛素治疗可

显著恢复代表胰岛 β 细胞功能血糖刺激的胰岛素第一时相分泌，使患者回到2型糖尿病自然病程的更早期阶段，部分患者可通过单纯的饮食和运动治疗，或服用少量降糖药，即可得到良好的血糖控制。

目前，早期对患者进行胰岛素强化治疗（包括持续皮下输注胰岛素和一天多次皮下注射胰岛素），已经成为国际公认初发血糖较高（如糖化血红蛋白高达10%）时糖尿病治疗的最佳手段。一些2型糖尿病患者经过这种短期强化治疗后，胰岛素分泌功能正常，敏感性恢复，单纯靠饮食和运动，即便在两三年内不服用任何药物，血糖也能保持在正常水平。

2.胆胰转道和胃旁路减肥手术后

1982年，波瑞斯在手术治疗病态肥胖症时偶然发现，合并有2型糖尿病的患者接受减肥手术后，体重显著减轻的同时血糖也迅速恢复正常，并逐渐停用胰岛素，从此开创了一条外科手术治疗2型糖尿病的新途径。其可能机制是两种手术造成解剖及生理的变化后，使胃肠道激素分泌改变，通过肠胰岛轴增强了肠胰高血糖素和胃抑肽对口服葡萄糖的敏感性，从而增加胰岛素样生长因子和瘦素的分泌，并引起血清胰高血糖素样肽-1的升高，刺激胰岛素分泌，并增加胰岛素的敏感性，从而有效控制血糖。目前，胃部减肥手术作为新兴的糖尿病治疗手段不断受到重视，已成为药物和胰岛素治疗之外的又一选择。

需要强调的是，不是所有的糖尿病患者都适合手术治疗，而且所有的手术都会引起创伤并存在一定风险，手术治疗不能当作常规治疗。有文献统计显示：胃旁路手术的病死率约为1.5%，其严重并发症包括吻合口瘘、肺栓塞或肠梗阻等发生率为0.6%~6.0%；而胆胰转道手术的病死率约为0.5%，应该说在手术技术方面，这类手术还是安全可行的。两种手术后都会导致铁、维生素B_{12}等元素的缺乏，需要长期补充维生素和矿物质。手术还会导致不同程度的蛋白质、脂肪、脂溶性维生素吸收障碍和骨质疏松，术后需要注意和定期随访。

3.停药应注意哪些问题

老年糖尿病患者如采取上述疗法并经医生准许暂时停药，一定要注意以下几点。

（1）继续坚持生活方式干预不动摇，尤其是胰岛素强化治疗者更应坚持科学饮食和运动控制。

（2）定期监测空腹餐后血糖、糖化血红蛋白、胰岛功能，以决定是否继续停药或改用其他治疗方案。

（3）如因采用手术治疗而停药的，还应观察有无手术并发症、胃肠道情况及有无相关营养元素缺乏。

糖尿病患者长期高血糖会抑制胰岛 β 细胞功能发挥作用，并加速胰岛 β 细胞功能衰竭。要从根本上治疗糖尿病，就必须尽早控制好血糖，保持胰岛 β 细胞功能。长期糖尿病还会引起多个系统器官的慢性并发症，导致功能障碍，成为致残、致死的主要原因。此外，还需要警惕市面上关于停药的虚假广告。

老年糖尿病注射剂型降糖药的合理应用

目前国内常用注射剂型的降糖药包括胰岛素和胰高血糖素样肽–1类似物两大类。

一、胰岛素的概述

1.胰岛素的分泌

胰岛素的生物合成速度受血浆葡萄糖浓度的影响，当血糖浓度升高时，β细胞中胰岛素原含量增加，胰岛素合成加速。胰岛素与C肽以相等分子量由胰腺β细胞分泌进入血液。临床上使用胰岛素治疗的患者血清中存在胰岛素抗体，影响放射免疫方法测定血胰岛素水平，在这种情况下可通过测定血浆C肽水平，来了解内源性胰岛素分泌状态。

体内胰岛素的分泌（内源性胰岛素）主要受以下因素影响。

（1）血浆葡萄糖浓度是影响胰岛素分泌的最重要因素。口服或静脉注射葡萄糖后，胰岛素释放呈两相反应：早期快速相（早相），门静脉血浆中胰岛素在2分钟内即达到最高值，随即迅速下降；延迟缓慢相，10分钟后血浆胰岛素水平又逐渐上升，一直延续1小时以上。早期快速相显示葡萄糖促使储存的胰岛素释放，延迟缓慢相显示胰岛素的合成和胰岛素原转变的胰岛素。对于老年糖尿病患者，胰岛素分泌早相往往是延迟或缺失的。

（2）摄入含蛋白质较多的食物后，血液中氨基酸浓度升高，胰岛素分泌也增加。精氨酸、赖氨酸、亮氨酸和苯丙氨酸均有较强的刺激胰岛素分泌的作用。

（3）肠促胰素是一类在食物营养物质刺激下，由肠道内分泌细胞合成分泌的激素，可通过促进 β 细胞的胰岛素分泌、抑制 α 细胞不适当的胰升糖素分泌、延缓胃排空及抑制食欲等多个途径参与机体血糖稳态调节。

（4）在自主神经功能状态迷走神经兴奋时可促进胰岛素分泌；交感神经兴奋则抑制胰岛素分泌。

2.胰岛素的功能和作用

在胃的后下方有一个细长形的脏器，称为胰腺，它具有外分泌和内分泌两种功能。外分泌功能主要在人体消化食物时发挥作用，而与糖尿病有关的胰腺分泌是其内分泌功能。

胰岛素由胰岛中的 β 细胞分泌产生，是一种蛋白质激素。任何蛋白质过冷或过热，都会变成固体；要是遇到胃酸，就变成乳酪状了。当然，原来所有的功能、药效也就消失了。因此，现用胰岛素这种蛋白质不能"吃"，

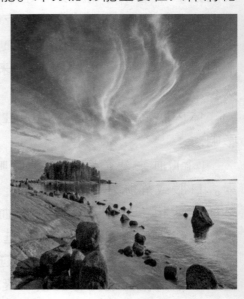

只能注射，就是这个道理。当然随着科学的发展，经过特殊处理后的口服胰岛素有望面世。

胰岛素的主要功效有以下几点。

（1）调节糖代谢。胰岛素是人体内唯一能降低血糖的激素，但升高血糖的激素有很多种。在正常情况下，血糖升高时，β细胞的胰岛素分泌增加；血糖下降时，分泌减少，从而使血糖始终保持在一种相对恒定的水平上。

机体内肝、脂肪、肌肉组织的细胞都含有一种特殊的蛋白质，叫"胰岛素受体"，它能与胰岛素结合，受体与胰岛素的关系就像锁与钥匙。胰岛素像一把钥匙，只有它才能使血液中的葡萄糖顺利进入各器官组织的细胞中，提供人体所需能量。正常进餐后胰岛分泌的胰岛素开始增多，而在空腹时分泌胰岛素会明显减少，因此正常人血糖浓度虽然随进餐状况有所波动，但在胰岛素的调节下，这种波动保持在一定的范围内，处于动态平衡状态。如果胰岛素这把钥匙缺乏或减少，或者是胰岛素受体这把锁出现了功能状态的异常，那就不能正常工作，胰岛素这把钥匙就打不开胰岛素受体这把锁，或是不全打开时，就会使血液中的葡萄糖无法进入组织细胞提供能量并转化为二氧化碳和水，部分葡萄糖陈留在血液里，血糖就会一路升高，引发糖尿病。若超过肾糖阈，则糖从尿中排出引起糖尿，同时血液含有过量的葡萄糖还会导致高血压、冠心病和视网膜血管瘤等病变。

（2）促进合成代谢。对糖代谢：促进组织细胞对葡萄糖的摄取和利用，促进糖原合成，抑制糖异生，使血糖降低。对脂肪代谢：促进脂肪酸合成和脂肪贮存，减少脂肪分解。对蛋白质代谢：促进氨基酸进入细胞，促进蛋白质合成的各个环节以增加蛋白质合成。

（3）调节脂肪代谢。胰岛素能促进脂肪的合成与贮存，使血中游离脂肪酸减少，同时抑制脂肪的分解氧化。胰岛素缺乏可造成脂肪代谢紊乱，脂肪贮存减少，分解加强，血脂升高，久之可引起动脉硬化，进而导致心脑血管的严重疾患；与此同时，胰岛素缺乏会引起机体脂肪分解加强，生成大量酮体，出现酮症酸中毒。

3.调节蛋白质代谢

胰岛素一方面促进细胞对氨基酸的摄取和蛋白质的合成，一方面抑制蛋白质的分解，因而有利于生长。腺垂体生长激素的促蛋白质合成作用，必须有胰岛素的存在才能表现出来。因此，对于生长来说，胰岛素也是不可缺少的激素之一。

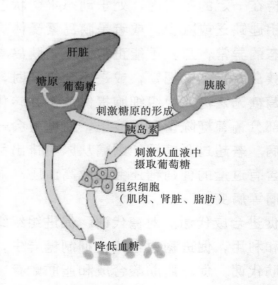

二、哪些人需要使用胰岛素？

1.1型糖尿病患者

由于自身胰岛 β 细胞功能受损，胰岛素分泌不足，在发病时就需要胰岛素治疗，而且终生需胰岛素替代治疗以维持生命和生活的患者，约占糖尿病总人数的5%。

2.2型糖尿病患者

在生活方式和口服降糖药联合治疗的基础上，如果血糖仍然未达到控制目标，即可开始口服药物和胰岛素的联合治疗。一般经过较大剂量、多种口服药物联合治疗后，糖化血红蛋白仍>7%时，就可以考虑开始胰岛素治疗。

3.新发病与1型糖尿病鉴别困难的消瘦糖尿病患者

在糖尿病病程中（包括新诊断的2型糖尿病患者），出现无明显诱因的体重下降，应该尽早使用胰岛素治疗。血糖较高的初发2型糖尿病患者，若糖化血红蛋白>9%时，由于口服药物很难使血糖得到满意的控制，而高血糖毒性的迅速缓解可以减轻胰岛素抵抗和逆转 β 细胞功能，故新诊断的2型糖尿病伴有明显高血糖时可以使用胰岛素强化治疗。需要强调的是，早期给予短期胰岛素强化治疗可以使50%的患者迅速控制血糖，并在以后可仅通过生活方式管理来维持血糖浓度稳定。短期胰岛素强化治疗可以通过迅速降低血糖来减轻糖毒性和脂毒性对胰岛 β 细胞的损害以长久获益。

4.一些特殊情况也须接受胰岛素治疗

围手术期；出现严重的急性并发症或应激状态时，须临时使用胰岛素度过危险期，如糖尿病酮症酸中毒、高渗性高血糖状态、乳酸酸中毒、感染等；出现严重慢性并发症，如糖尿病足、重症糖尿病肾病等；合并一些严重的疾病，如冠心病、脑血管病、血液病、肝病、肿瘤等；继发性糖尿病和特异性糖尿病患者。

5.糖化血红蛋白＞9%，合并感染或急性并发症、处于手术或应激状态、应用拮抗胰岛素作用的药物（如糖皮质激素）等情况

应尽早接受胰岛素治疗，可采取1天内多次胰岛素或胰岛素泵强化治疗模式，尽早纠正高血糖。

由于老年人群的特殊性，在使用胰岛素进行降糖治疗前应充分考虑低血糖的风险。与较年轻患者（平均年龄53岁）相比，老年2型糖尿病患者（平均年龄69岁）对于血糖控制目标要适当放宽，避免严重低血糖的发生。理想的血糖控制水平应当是既能预防和降低糖尿病血管并发症，也尽可能降低低血糖风险。老年患者的血糖控制目标应考虑个人功能状态、共患或伴发疾病，尤其应考虑是否发生过心血管疾病、低血糖、微血管病等并发症。

三、胰岛素的品种及常用治疗方案

1.胰岛素品种

（1）超短效（速效），即人胰岛素类似物于餐前即刻注射。按厂家不同包括诺和锐（门冬胰岛素注射液）、优泌乐（赖脯胰岛素注射液）、速秀霖（赖脯胰岛素注射液）。用法：餐前即刻注射，打了针就吃饭。皮下注射起效时间10～20分钟，最大作用时间为注射后1～3小时，作用持续3～5小时，和正规胰岛素相比，它更符合胰岛素的生理分泌模式，餐前注射吸收迅速，到达峰时短，能更

有效地控制餐后血糖，且低血糖次数发生少。

（2）短效（常规）胰岛素 RI（简写R），代表短效胰岛素。按厂家不同包括普通胰岛素（正规胰岛素、短效胰岛素、胰岛素）、诺和灵R（短效生物合成人胰岛素注射液）、优泌林R（短效重组人胰岛素注射液）、重和林R（短效重组人胰岛素注射液）、甘舒霖R（短效常规重组人胰岛素注射液）。用法：餐前30分钟注射，是唯一可以静脉注射的胰岛素。皮下注射30分钟起效，2~4小时达峰值，作用持续6~8小时。由于短效胰岛素在皮下存在一个吸收过程，不如超短效胰岛素注射后能快速发挥降糖效果，与人体生理性胰岛素分泌模式有一定的差异，进餐时间提前易导致血糖控制不佳，若延后则易发生低血糖。

（3）中效胰岛素 NPH（简写N）代表中效胰岛素。按厂家不同包括诺和灵N（中效精蛋白生物合成人胰岛素注射液）、优泌林（中效重组人胰岛素注射液）、甘舒霖N（中效低精蛋白重组人胰岛素注射液）、重和林N（中效精蛋白重组人胰岛素注射液）。用法：缓慢吸收，平均1.5小时起效，4~12小时达峰值，作用持续时间18~24小时。中效胰岛素常用于胰岛素强化治

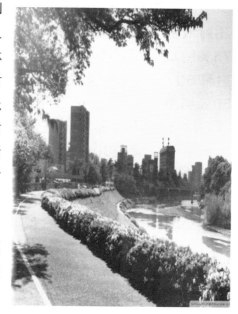

疗方案中睡前给药，以控制夜间和清晨空腹血糖。

（4）超长效人胰岛素类似物。包括诺和平（地特胰岛素注射液）、来得时（甘精胰岛素注射液）、长秀霖（重组甘精胰岛素注射液）、德谷胰岛素（目前国内市场还没有）。用法：皮下注射后可24小时保持相对恒定的浓度，无明显峰值出现。可在一天当中任何时间注射，起效时间为1.5小时，作用可平稳保持24小时左右，更适合控制基础血糖，不易发生夜间低血糖。

（5）预混胰岛素类似物（是超短效人胰岛素类似物+中效胰岛素的混合制剂），餐前即刻注射。包括诺和锐30（门冬胰岛素30注射液），由30%可溶性门冬胰岛素和70%精蛋白门冬胰岛素组成；诺和锐50（门冬胰岛素50注射液），由50%可溶性门冬胰岛素和50%精蛋白门冬胰岛素组成；优泌乐25（精蛋白锌重组赖脯胰岛素混合注射液25），由赖脯胰岛素25%和精蛋白锌赖脯胰岛素75%组成；优泌乐50（精蛋白锌重组赖脯胰岛素混合注射液50），由赖脯胰岛素50%和精蛋白锌赖脯胰岛素50%组成。

（6）预混胰岛素（是短效人胰岛素+中效胰岛素的混合制剂），餐前30分钟注射。包括：诺和灵30R〔精蛋白生物合成人胰岛素注射液30%（预混30R）〕，由30%可溶性中性胰岛素和70%低精蛋白锌胰岛素混悬液组成；诺和灵50R〔精蛋白生物合成人胰岛素注射液50%（预混50R）〕，由50%可溶性中性胰岛素和50%低精蛋白锌胰岛素混悬液组成；优泌林70/30（精蛋白锌重组人胰岛素混合注射液70/30），由30%重组人胰岛素和70%精蛋白锌重组人胰岛素组成；重和林M30（30/70）〔精蛋白重组人胰岛素注射液（预混30/70）〕，由30%重组人胰岛素注射液和70%精蛋白重组人胰岛素注射液组成；甘舒霖30R（30/70），由混合重组人胰岛素注射液30%常规重组人胰岛素注射液和70%低精蛋白重组人胰岛素注射液组成；甘舒霖50R（50/50），由混合重组人胰岛素注射液50%常规重组人胰岛素注射液和50%低精蛋白重组人胰岛素注射液组成。

2.胰岛素治疗方案

胰岛素起始治疗的两种最常见方案是基础胰岛素方案和预混胰岛素方案。治疗时应综合考虑患者病情、经济能力等各方面因素，对血糖控制的风险与益处、成本与效益以及可行性进行科学评估，选择合理的胰岛素治疗方案。

当口服降糖药物不能有效地控制血糖时，须加用胰岛素治疗，其中基础胰岛素仍然是口服降糖药治疗血糖控制未达标时才选择的胰岛素治疗方案。选择基础胰岛素的优点是简单易行，患者依从性好，对空腹血糖控制较好，低血糖相对较少。

关于基础胰岛素起始治疗的使用方法，在继续口服降糖药治疗的基础上，联合中效人胰岛素或长效胰岛素类似物进行睡前注射。起始剂量为0.2单位/（千克·天）。当出现糖化血红蛋白>7%或因夜间低血糖而不能继续增加基础胰岛素剂量时，应考虑优化基础胰岛素的治疗方案，即在一天主餐前（影响血糖波动最大的一餐），加1次或2次餐时胰岛素治疗，可使多数患者糖化血红蛋白达标。假如经过基础—追加方案治疗之后，患者血糖依然不能达标，则需要考虑基础—餐时治疗方案，即通过每天4次注射来实现血糖达标。一般在三餐前选择短效或速效胰岛素，而睡前联合一次中效或长效胰岛素。对于之前未接受过胰岛素治疗的糖尿病患者而言，每日胰岛素的需求总量约为0.5单位/千克。通常三餐前注射的短效胰岛素剂量之和应占每日胰岛素需求总量的60%，整体上讲，早餐前的胰岛素剂量往往大于中餐前及晚餐前的胰岛素剂量。剩余的40%每日胰岛素的需求总量可用作基础胰岛素剂量进行治疗。根据空腹血糖和三餐后血糖水平分别调整睡前和三餐前的胰岛素剂量，通常每3~5天调整1次，根据血糖水平每次调整1~4单位，直至空腹血糖达标。如3个月后空腹血糖控制理想但糖化血红蛋白不达标，应考虑调整胰岛素治疗方案。

预混胰岛素目前是中国首要的胰岛素治疗方案，70%以上的中国2型糖尿病胰岛素经治患者在常规治疗中使用预混胰岛素治疗，最常见的是一日2次的低比例预混胰岛素或其类似物起始的治疗方案。由于预混人胰岛素起效时间较长，须提前半小时餐前注射，且餐后血糖控制稍有欠佳，所以其灵活性受到一定限制。与预混人胰岛素相比，预混胰岛素类似物具有起效更快、药物浓度峰值更高的特点，故更接近生理性胰岛素的分泌模式，餐后血糖控制的疗效也比人胰岛素更好，同时也有即打即进餐、应用更加方便灵活的临床益处。口服降糖药物无效的糖尿病患者使用预混胰岛素相对于基础胰岛素疗效更好，但在总体低血糖风险以及体重增幅方面，基础胰岛素更占优势。中华医学会内分泌学分会制订的预混胰岛素应用共识指出，当患者口服药物治疗后糖化血红蛋白在7%~9%之间时，可选择基础或预混胰岛素一针起始；而糖化血红蛋白在9%及其以上时，须选择启动预混胰岛素每日两次治疗。每日2次的预混胰岛素使用方法：预混胰岛素起始剂量为0.4~0.6单位/（千克·天），按1:1的比例分配到早餐前和晚餐前。如果患者在开始时不能接受每日2次注射，亦可采用每日1次预混胰岛素作为胰岛素起始治疗方案。

对于血糖较高的初发2型糖尿病患者，口服药物很难在短期内让血糖得到较好的控制和改善高血糖症状，可以使其短期使用胰岛素治疗。在血糖水平较高的初发2型糖尿病患者中采用胰岛素强化治疗可显著改善高血糖所引发的胰岛素抵抗和β细胞功能下降。当然，在高血糖得到控制和症状缓解时，应根据病情调整治疗方案，如改用口服药治疗或单纯的医学营养治疗和运动治疗。平时还应注意加强血糖的监测，及时调整胰岛素剂量，并注意尽量避免低血糖的发生。

新诊断老年糖尿病伴存高血糖（糖化血红蛋白>9%）、合并感染或急性并发症、处于手术或应激状态、应用拮抗胰岛素作用的药物（如糖皮质激素）等特殊情况时，因存在明显的胰岛素抵抗、高糖毒性、高脂毒性等加重胰岛β细胞损伤的因素，须积极采用短期内一天多次胰岛素或胰岛素泵强化治疗模式，解除β细胞毒性，尽早纠正高血糖。病情稳定后，应重新调整治疗模式，不推荐老年患者在常规降糖治疗中采用多次胰岛素治疗模式。

总之，老年2型糖尿病应适时使用胰岛素，对于保护和改善胰岛功能，控制代谢紊乱，减少并发症以及促进糖尿病的治疗达标有着积极的作用。在2型糖尿病胰岛素起始治疗的方案中，基础胰岛素治疗有效、简便，特别是长效胰岛素类似物具有作用时间长、平稳无峰、变异性小、低血糖发生率低和体重等方面的优势，比较适合老年糖尿病患者。但在血糖较高时尤其餐后血糖较高时，预混胰岛素起始治疗就更适合，因其具有兼顾空腹和餐后血糖的优点，特别是预混胰岛素类似物在此基础上还具有使用更加灵活、方便，低血糖事件发生率也相对较低的优势。

四、胰岛素治疗的注意事项

开始胰岛素治疗后应继续坚持饮食控制和运动，加强自我血糖监测，以便于胰岛素剂量调整和预防低血糖的发生。所有开始胰岛素治疗的患者都应该接受低血糖危险因素、症状和自救措施的学习与了解。

学会自我观察，经常用手指按压注射部位有无硬结、疼痛感，严重时应请教专业医护人员，打针时要避开这些部位。注射胰岛素的患者，应自备血糖仪，根据血糖波动和胰岛素方案调整情况制订自测血糖频率及时间段，从而实现既能平稳控制血糖，又尽量少发生低血糖的情况。同时将结果记录下来，以便复查时医生调整胰岛素用量或方案。

如果在治疗中注射胰岛素过量会导致低血糖，低血糖较轻时，主要影响自主神经系统，表现为饥饿、乏力、眩晕、苍白、软弱和出汗，也会有震颤、心前区不适，脸部和四肢麻木、头痛等情况。尤其要强调的是老年人往往合并心血管疾病，如出现夜间心慌、头昏，除了要监测血糖外，还要测量血压、心率，必要时查心电图。当血糖进一步降低时，中枢神经系统受影响，出现发音障碍、复视、肌肉震颤、共济失调，随后神志昏迷和不同程度的惊厥，这种状态即胰岛素休克，如不及时抢救可能致死。这种无法自救的低血糖，一定立即呼叫120送医院急救。

五、胰岛素储存的注意事项

胰岛素须保存在10℃以下的冷藏器内，在2～8℃温度的冰箱中可保持2～3年活性不变，即使已部分抽吸使用的胰岛素也是如此。使用时，温度在不高于30℃和不低于2℃的地方均可。正在使用中的胰岛素，放在室内阴凉处即可。

混浊型胰岛素若是被震摇几个小时或是没有适当保存便可能形成团块，这时胰岛素已变质失效须丢弃。具体注意事项如下。

（1）未开封的胰岛素应保存在2～8℃的冰箱中，可保持活性不变2～3年。一定要在保质期前使用。

（2）已经开封装入笔中的胰岛素则无须再放入冰箱，通常常温下，不超过25℃可保存4周左右。胰岛素应避免高温和日光直晒。

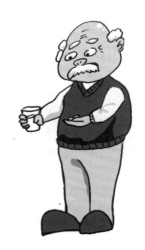

（3）注射前从冰箱中取出胰岛素后在室温放置20分钟后再注射，如拿出来马上注射，冰冷的胰岛素会引起注射部位的疼痛。

（4）旅行乘坐飞机可以携带足量的胰岛素制剂以及带针头的皮下注射器，但需要出示医疗证明或医生处方。考虑在飞机上有可能需要使用及避免托运时强烈震荡，一定要随身携带胰岛素，千万不要随行李箱托运。

（5）避免过冷或过热，必要时准备一个储存胰岛素的隔离包以备外出时使用。

（6）开瓶使用中的瓶装胰岛素可以放在冰箱的冷藏室中保存约3个月。

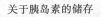
关于胰岛素的储存
您应该

正在使用的胰岛素可在室温下保存（不超过30℃）

未开封使用的胰岛素在2~8℃的冰箱稳定冷藏室里储存

旅行时把备用的胰岛素存放在保温袋随身携带

您不应该
冷冻胰岛素；
将胰岛素暴露在阳光直射的地方，比如窗台上；
将胰岛素放在热的地方，比如散热器上；
使用有硬块或变色的胰岛素；
使用已过保质期的胰岛素。

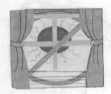

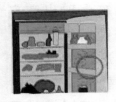

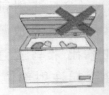

避免暴晒

柜门冷藏

不要冷冻

六、胰岛素泵：降伏"糖魔"的"新式武器"

生理状态下，胰岛素分泌按与进餐的关系可大致分为两部分：一是不依赖于进餐的持续微量分泌，即基础胰岛素分泌，此时胰岛素以间隔8～13分钟的脉冲形式分泌，它可以控制两餐之间及夜间的血糖；二是由进餐后高血糖刺激引起的大量胰岛素分泌，它能有效地控制餐后高血糖，即餐时胰岛素分泌。

持续皮下输注胰岛素通过人工智能控制，以可调节的脉冲式皮下输注方式，模拟体内基础胰岛素分泌；同时在进餐时，根据食物总量和种类，设定餐前胰岛素及输注模式，所以说持续皮下输注胰岛素最接近自然状态的生理分泌。胰岛素泵由4个部分构成：含有微电子芯片的人工智能控制系统，电池驱动的机械泵系统，储药器和与之相连的输液管、皮下输注装置。输液管前端可埋入患者的皮下。在工作状态下，泵机械系统接收控制系统的指令，驱动储药器内的活塞，胰岛素通过输液管输入皮下。我们可以根据活动量大小，随时调整胰岛素用量。它使医生和患者能够及时了解饮食、运动以及药物对血糖的影响，更重要的是通过对血糖变化规律的实时掌握，精细使用胰岛素，及时、安全、有效降低血糖的功能，使糖尿病的管理更为有效。

持续皮下输注胰岛素进入中国市场已十余年，每年接受持续皮下输注胰岛素治疗的患者呈持续增长趋势。随着科技的进步，持续皮下输注胰岛素更加智能化。持续皮下输注胰岛素优势表现在，它能更好地模拟生理分泌，减少血糖波动，减少低血糖发生的风险，减少胰岛素皮下吸收的变异，最大限度地满足患者个体化需求，减少胰岛素用量，减少多次皮下注射胰岛素给糖尿病患者带来的痛苦和不便，提高患者的治疗依从性，提升患者满意度，改善生活质量。

七、胰高血糖素样肽–1受体激动剂特征与应用技巧

1.胰高血糖素样肽–1受体激动剂的种类

胰高血糖素样肽–1受体激动剂是进食后由结肠L细胞分泌的一种肠促胰素，具有血糖依赖性降糖、促进β细胞分泌胰岛素、抑制α细胞分泌胰高血糖素、心血管保护、神经保护等多种功效，是治疗2型糖尿病的重要药物。目前在我国已经上市的药物有艾塞那肽（百泌达）、利拉鲁肽（诺和力）、贝那鲁肽（谊生泰）。

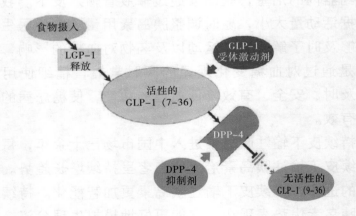

其中第一个上市的胰高血糖素样肽-1受体激动剂艾塞那肽（商品名百泌达）是从美洲大毒蜥蜴唾液中分离出的胰高血糖素样肽-1类似物，与人胰高血糖素样肽-1大约有53%的同源性。肽链序列与人胰高血糖素样肽-1不同，不被二肽基肽酶-4酶降解，而具有较长的半衰期和较强的生物活性。2005年4月获得美国食品药品监督管理局的批准上市。2009年8月在中国获批上市。该药平均半衰期2.4小时，每天需2次的早晚餐前进行皮下注射。利拉鲁肽（商品名Victoza）是诺和诺德公司于2009年在丹麦上市的人胰高血糖素样肽-1(7-37)的修饰物。利拉鲁肽为胰高血糖素样肽-1(7-37)的改构体，有97%的同源性，经修饰后，降低了被DPP-4酶的水解速率和肾清除率，延长生物半衰期。利拉鲁肽的生物半衰期达11~15小时，每天早餐前一次皮下注射，可以提高患者的依从性。贝那鲁肽（商品名谊生泰）是上海仁会生物制药公司于2016年底在中国上市的100%同源胰高血糖素样肽-1类似物，更加符合生理胰高血糖素样肽-1结构，与人胰高血糖素样肽-1有相同的代谢产物，其代谢产物也同样具有降糖、保护β细胞、减重、抑制胃排空、心血管及神经保护等作用，可有效降低餐后血糖，提高持续120分钟的降糖效果。其半衰期有9分钟，但需每天3次皮下注射。

2.胰高血糖素样肽-1受体激动剂的特征

（1）葡萄糖依赖性降糖作用，智能降糖作用。胰高血糖素样肽-1可通过刺激β细胞分泌胰岛素，通过抑制α细胞分泌胰高血糖素的双调节机制降低血糖。但2型糖尿病患者自身分泌的胰高血糖素样肽-1总量不足，且受体传导通路受损，所以通过外源性注射全同源的胰高血糖素样肽-1或胰高血糖素样肽-1受体激动剂可补充不足的胰高血糖素样肽-1，从而改善糖代谢。再则胰高血糖素样肽-1效应是根据血糖高低而自动调节的，可形象地比喻为"智能"降糖药，单独使用不会引发低血糖，能减少血糖波动，是老年糖尿病患者一个新的选择。

（2）保护胰岛β细胞，标本兼治。有研究表明：胰高血糖素样肽-1可补充β细胞胰岛素储存量，防止β细胞耗竭；促进β细胞增殖和再生，抑制其凋亡，在维持β细胞数量和功能上能发挥一定作用。

（3）降糖、减重又解围。胰高血糖素样肽-1类药物可作用于中枢神经，能发挥抑制食欲、增加饱腹感等作用，从而减少摄食。另作用于胃肠道，可延缓胃排空和减弱肠道蠕动，从而减少餐后血糖波动和减轻体重，尤其对于减少内脏脂肪、缩小腰围有帮助。

（4）心血管及代谢的多重获益。研究表明胰高血糖素样肽-1对心脏和血管的作用包括改善血管内皮功能、保护缺血心肌及其再灌注损伤、改善心肌能量代谢以及增加心肌收缩力等；另表现出降低血压等作用。此外，胰高血糖素样肽-1还能改善2型糖尿病患者脂肪肝、降低血脂、肾脏保护作用等。

3.胰高血糖素样肽-1受体激动剂的应用技巧

（1）心血管的安全性和获益性。对2015年一项多个大样本的临床试验进行了分析，从药物疗效、安全性等方面比较艾塞那肽、利拉鲁肽等七种不同胰高血糖素样肽-1受体激动剂，认可了胰高血糖素样肽-1受体激动剂的心血管安全性和获益性。首次针对胰高血糖素样肽-1受体激动剂的心血管安全性评估的大型研究（LEADER研究）指出，利拉鲁肽在2型糖尿病患者应用中不仅具备心血管安全，而且存在心血管获益——降低患者心血管事件死亡风险达22%。

（2）心率。胰高血糖素样肽-1类似物可提高静息心率。对老年患者要注意监测心率，定期检测心电图。

（3）胃肠道反应。最常见的副作用是胃肠功能紊乱，特别是恶心、呕吐和腹泻。

（4）对降钙素和甲状腺的影响在临床试验中并未证实。

（5）胰腺炎。大样本临床随机药理学研究并未发现胰高血糖素样肽-1类药物与胰腺炎的相关性。因此在2013年美国内分泌医生协会和美国糖尿病协会联合发布立场声明，表明胰高血糖素样肽-1类药物对胰腺炎方面的评价仍然是安全的。同年欧洲药品管理局也发布声明认可其安全性。

（6）免疫原性。胰高血糖素样肽-1受体激动剂作为一种肽类具有免疫原性，产生过敏反应后可能导致药物失效。长效艾塞那肽（每周1次）较短效艾塞那肽（每日2次），抗体滴度更高。关于抗利拉鲁肽抗体也有报道，但抗体并未影响药物降糖效果。

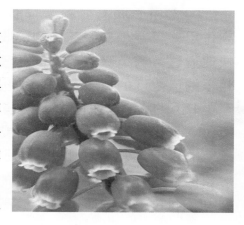

（7）注射部位过敏反

应。指药物注射部位出现结节、瘙痒、红斑等症状。

总体而言，胰高血糖素样肽-1受体激动剂安全性良好，对2型糖尿病引发的并发症有很好的改善作用，而使胰岛β细胞的保护作用强于二肽基肽酶-4抑制剂是各大厂家研发的重点。在联合治疗方面，胰高血糖素样肽-1受体激动剂与二甲双胍在治疗机制上互补，对于胰高血糖素样肽-1的调控又具有协同作用。胰高血糖素样肽-1受体激动剂与磺胺类药物、噻唑烷二酮类药物、胰岛素联合使用的临床研究也显示其联合治疗的有效性。从药物经济学范畴来看，含胰高血糖素样肽-1受体激动剂的治疗方案药费仍较高，在一定程度上限制其应用。但2016年底上市的国产胰高血糖素样肽-1（贝那鲁肽）月治疗费用相对较低。随着上市后的监测和更长时间的临床试验，尤其是更多的药物上市，也将为我们对其长期安全性的了解提供更多数据。

4.胰高血糖素样肽-1受体激动剂与其他药物的相互作用

（1）由于胰高血糖素样肽-1受体激动剂的延缓胃排空作用，可减少口服药物的吸收程度和速度。正在口服须快速通过胃肠道吸收药物的患者使用时应谨慎。对疗效依赖于阈值浓度的口服药物，如抗生素，建议患者在注射前至少1小时服用这些药物，这些药物需要与食物同服，应建议患者在注射的间隔与膳食或点心同时服用。

（2）要注意艾塞那肽和贝那鲁肽的说明书均表明研究对象的上限是75岁，75岁以上的使用经验有限，不作使用推荐。利拉鲁肽的研究涉及最高80岁的患者，但标明75岁以上患者中的治疗经验有限，也就是说80岁以上的老老年应谨慎使用。

八、注射制剂降糖药物的常用注射部位及注意事项

使用注射制剂降糖药物是糖尿病患者应该掌握的一项"技术"。除了注射外，部位的选择也很关键，因为合适的注射部位不仅能减少注射的危险，还有助于此类药物的吸收。

腹部：应优先选择的部位，因为腹部的皮下脂肪较厚，可减少注射至肌肉层的危险，捏起腹部皮肤最容易，同时这里又是吸收最快的部位。在肚脐两侧旁开3～4指的距离处注射，而越往身体两侧皮下层越薄，越容易扎至肌肉层。这个部位最适合注射短效或与中效混合搭配的注射制剂。

大腿外侧：只能由前面或外侧面进行大腿注射，内侧有较多的血管和神经分布，不宜注射。注射大腿时一定要捏起皮肤或使用超细超短型（5毫米）笔用针头。

臀部：臀部适合注射中、长效注射制剂，因为臀部的皮下层较厚，对胰岛素的吸收速度慢，这样更能很好地控制空腹血糖，同时又无须捏起皮肤也无肌肉注射风险。

上臂外侧1/4部分：此处是最不适合自主注射的部位，因为上臂皮下组织较薄，易注射至肌肉层，自主注射时无法自己捏起皮肤。必须注射上臂时，建议使用超细超短型笔用针头或由医护人员及家人协助注射。

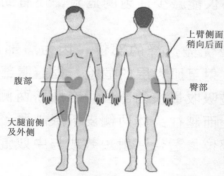

优先选择腹部，推荐除脐周5厘米以内的部位

最不适合自我注射的部位是上臂
成人患者使用6毫米针头，需捏起皮肤，可安全使用
由医护人员及家人协助注射

大腿前侧和外侧，避开大腿内侧，需要捏起皮肤

臀部（不方便）
皮下组织肥厚，须捏起皮肤

短效胰岛素或速效胰岛素类似物理想的注射部位为腹部

中长效胰岛素（例如睡前注射的中效胰岛素）或长效胰岛素类似物理想的注射部位为大腿、臀部

预混人胰岛素或预混胰岛素类似物理想的注射部位；
早晨，腹部；傍晚，大腿或臀部

上臂侧面及稍向后面

腹部

臀部

大腿前侧及外侧

常用胰岛素注射部位

还需要强调下列几点。

1.做好注射记录，一定要打一针换一个地方

注射制剂一般需要长期进行，特别是胰岛素，因为每天都要进行2～4次注射，每年注射730～1460次。而人体适合注射胰岛素的部位并不多，主要有腹部、大腿前外侧和臀部外上1/4等处，但不少患者打胰岛素很随意，反复在同一部位注射胰岛素，会导致该部位皮下脂肪增生，产生硬结，使胰岛素吸收延迟或不稳定，进而影响血糖控制和患者注射胰岛素的依从性。2014年笔者曾对本院门诊注射胰岛素的370个糖尿病患者做过调查，每次更换注射

部位的患者有136例，占36.8%。美国糖尿病协会提倡在同一个解剖区域系统地轮流注射胰岛素，以防止局部脂肪肥厚或萎缩，而不提倡轮流更换注射的解剖部位，尤其对病情尚未稳定者，可选用腹壁一个部位的不同点注射。

2.要打一次换一个针头或勤换针头

上述调查，在使用胰岛素注射笔的患者中，仅5.37%的患者每次注射均更换针头即规范使用针头，9.40%的患者每天更换一次针头，40.27%的患者每3~5天更换一次针头，35.77%的患者1周及1周以上更换一次针头。出现不良反应的患者占53.69%。其中出现青紫瘀斑的患者占22.82%；注射部位起红点的患者占18.79%；注射部位皮下结节患者占8.05%；出现2种及以上的患者占4.03%。在此告诫糖尿病患者：重复使用针头会出现毛刺、倒钩的情况，不仅会增加注射时的疼痛，还可能引起皮下出血、红肿、硬结，直接影响患者依从性。重复使用针头的医疗后果包括引发组织外伤，针头折断脱落。而且，使用过的针管内会有残留的药物结晶，反复使用会堵塞针头，影响下一次注射。注射完不卸下针头，等同于给笔芯一个开放的通路，从而导致空气中和针尖上的细菌通过针管进入笔芯，既污染了药液，也增加了患者注射部位感染的机会。此外，注射后的针头留在注射笔上，由于热胀冷缩的原因还会引起注射剂量的错误。中国糖尿病药物注射技术指南推荐：注射笔用针头需一次性使用。在完成注射后应立即卸下，套上外针帽后须废弃，而不应留置在注射笔上。这样可以避免空气（或其他污染物）进入笔芯或笔芯内药液外溢，进而影响注射剂量的准确性，有助于平稳控制血糖，并最终减少医疗费用。

3.关于注射疼痛的问题以及相应的避免对策

（1）如果将温度较低的注射制剂从冰箱取出后直接注射会诱发疼痛和不适感，因此最好注射常温下保存的或从冰箱取出放置常温后再注射。

（2）在消毒皮肤时，如果酒精未干就进行注射，酒精会从针眼被带到皮下，引起疼痛感，因此应待酒精挥发干后方可注射。

（3）如果不小心注射在皮肤的体毛根部，因其附近往往有丰富的神经末梢，会诱发疼痛，因此尽量避免在体毛根部注射。

（4）如果选择的针头长、半径大，也会引起注射的疼痛，所以最好选择直径较小、长度较短的针头，如32G针头，它具有较好的安全性和耐受性，可减少出血、挫伤和疼痛。

（5）针头重复使用会造成针尖钝化，针尖表面润滑层脱落，若重复使用，会引起疼痛，所以最好针头一次性使用，可大大减轻注射疼痛。

4.日常注射时发现漏液的问题

注射装置漏液主要是因为注射时针头在皮下停留的时间太短及注射完毕后没有及时卸下针头所致。解决方法很简单，在注射时，针头留置在皮下10秒钟以上，可以通过数数的方法，注射完毕后从1数到10，这样可保证胰岛素完全注射到体内；另外拔针后及时卸下针头，将注射笔盖上笔帽后存放好。

其他降血糖治疗的选择

一、浅谈"胰腺移植"和"胰岛细胞移植"

1 型糖尿病的主要发病原因是胰岛 β 细胞自身免疫破坏所致的胰岛素绝对缺乏，而2型糖尿病发病则与胰岛素抵抗和（或）进行性的胰岛 β 细胞功能减退有关。治疗糖尿病重要的策略之一是恢复功能性 β 细胞总量。但治疗糖尿病的方法无法针对糖尿病发病的关键环节，即不能从根本上治愈糖尿病。基于这一现状，各国学者们致力于一种新的治疗策略——向机体补充新的具有正常分泌功能的胰岛细胞，重建患者体内的胰岛功能。胰岛细胞移植具备如下优点：胰岛细胞能容易地从脐静脉插管进入患者门静脉，而不需大的手术，且胰岛能冷藏保存，并有能处理胰岛减少免疫原性的潜在方法。胰腺移植相对手术而言风险更大，难度更高。近10年来，胰腺移植成功率已从40%增至约80%，采用胰-肾联合移植方法获得的疗效也在不断变好，但是由于胰腺供体的缺乏以及术后应对抗排斥反应的免疫抑制剂的终身服用，仍限制了其在临床上的应用。目前胰腺移植主要限于一些已接受免疫抑制药物的患者（糖尿病伴肾衰竭接受肾移植），并不适用于所有的糖尿病患者。因为受者会从胰岛素注射的危险改变为免疫抑制应用的危险。

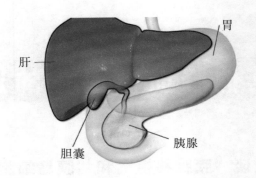

肝

胃

胆囊

胰腺

二、干细胞移植：根治糖尿病的新曙光

干细胞是一群能高度自我更新、多向分化潜能以及能够分泌多种细胞因子的细胞，具有独特的生物学特性，是重建胰岛功能的最佳种子。干细胞治疗糖尿病的相关基础理论和临床研究的开展为治愈糖尿病带来了希望。目前，已确定的可分化为胰岛细胞的干细胞类型主要有胚胎干细胞、间充质干细胞和诱导多能干细胞等。除了传统种类的干细胞之外，近年来还于体外研究发现，胰岛 α 细胞和皮肤细胞可以通过"重编程"转化为诱导多能干细胞，进一步形成可分泌胰岛素的细胞，因此丰富了可供移植的干细胞种类。

这些年，各国学者对用自体骨髓造血干细胞移植方案治疗1型糖尿病进行了研究。研究结果提示，对于新诊断的1型糖尿病患者通过自体骨髓造血干细胞移植方案可以重建内源性胰岛素分泌，诱导大部分患者脱离胰岛素治疗。然而应用自体骨髓造血干细胞移植方案治疗1型糖尿病的不良反应发生率较高，提示自体骨髓造血干细胞移植仅限于应用于严格选择出来的患者。目前，世界范围内已开展多项采用间充质干细胞治疗2型糖尿病患者的研究，并已获得初步成功，患者在短期内使用可停止胰岛素治疗或减少胰岛素用量。但是研究中存在自体骨髓造血干细胞移植的类型和来源均不统一，移植前患者的病程存在明显差异，移植途径为体静脉或门静脉输注两种，研究随访周期不一致，观察指标和疗效评价比较多样性等因素。目前该研究结果尚未明确治疗的有效性和安全性。

尽管干细胞治疗糖尿病的临床研究已取得令人振奋的进展，鉴于糖尿病发病机制的复杂和干细胞的生物学特殊性，干细胞治疗糖尿病的临床研究仍然存在不足，有必要进一步优化临床方案，降低其潜在风险。通过国际多中心、大样本的临床研究和深入的机制探讨，能取得技术的突破，驾驭这一全新的治疗方法。干细胞治疗也标志着糖尿病治疗将从单纯控制血糖转入可治愈的阶段，为糖尿病患者点燃新的希望。2012年中华医学会糖尿病学分会发布了《关于干细胞治疗糖尿病的立场声明》，在肯定干细胞治疗糖尿病地位的前提下，也明确指出：根据目前国内外研究状况，干细胞治疗糖尿病尚处在临床应用前的研究阶段，因此，不建议将该种技术应用于常规的临床实践。

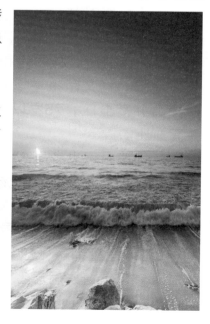

伴多种代谢异常的综合治疗

代谢综合征是多种代谢成分异常聚集的病理状态，包括糖耐量减低或糖尿病、中心性肥胖（腹型肥胖）、脂代谢紊乱、高血压等异常状态。这些代谢异常紧密相连，恶性循环，互为因果，严重影响患者健康及生活质量。

一、糖尿病合并高血压

1. 流行病学特征

关于中国2型糖尿病患者心血管疾病危险因素血压、血脂、血糖的全国性评估研究显示，59.8%的糖尿病患者合并高血压。糖尿病和高血压的患病率均随着年龄增长而增加。据文献报道，45岁以上的2型糖尿病患者中约40%合并高血压，75岁以上的2型糖尿病患者中约60%合并高血压。

老年糖尿病患者患高血压的特点如下所示。

（1）收缩压升高较舒张压升高更加明显，脉压增大。老年人主动脉及其分支等大血管出现硬化，使收缩压升高较舒张压升高更加明显，导致脉压增大。部分患者收缩压≥140毫米汞柱而舒张压＜90毫米汞柱，称为单纯收缩期高血压。老年糖尿病患者更易出现脉压增大和单纯收缩期高血压。

（2）易发生直立性低血压。在合并糖尿病的老年患者中，由于其动脉硬化程度重，迷走神经兴奋性降低，调节能力减弱，容易发生直立性低血压。

（3）血压波动大，昼夜节律异常。老年糖尿病患者经常出现颈动脉僵硬，压力感受部位敏感性降低，会引起血压调节功能减退，血压受体位、季节及饮食等因素的影响较一般高血压患者明显，这使得老年糖尿病患者易出现隐匿性高血压。动态血压监测显示，合并高血压的老年糖尿病患者血压昼夜节律常消失。这些状况在一定程度上影响了老年患者的降压疗效，使血压控制效果不佳。

国际糖尿病联盟推荐老年糖尿病患者高血压的诊断标准为收缩压≥140毫米汞柱和（或）舒张压≥90毫米汞柱。糖尿病和高血压的并存使心血管风险显著增加，且随着年龄的增加，心血管风险变大。2型糖尿病患者强化血糖控制与血管并发症的研究显示，糖尿病合并高血压的患者年龄每增加10岁，大血管或微血管风险就增加。因此，老年糖尿病患者就诊时，无论此前是否有高血压病史，均应常规检测血压，以尽早发现高血压并加以干预。

2.自我护理原则

（1）心理护理。由于糖尿病合并高血压是一种慢性代谢性疾病，病程长，并发症多，治疗复杂，患者的心理负担很重，常常表现为焦虑、精神高度紧张恐惧。尤其是有家族病史的患者，一旦确诊为糖尿病合并高血压时，就有一种不祥的恐惧感。大家需要保持乐观、稳定的情绪，告诉自己糖尿病、高血压并不可怕，只要生活有规律，用药遵医嘱，并及时监测血糖、血压的变化，仍然可以和普通人一样生活得很快乐。

（2）用药护理。老年糖尿病合并高血压患者的病理、生理很特殊，用药有其特殊的方面，如服药依从性差，记忆力下降，认识分辨力差，加上药物品种多，很容易漏服或错服药。要坚持长期规律用药，不能随便自行停药、减药或更换药物，严格遵医嘱，以防引起血糖和血压波动而加速动脉硬化。注意服药方法，如服用钙拮抗剂时患者起床或变换体位时动作要缓慢；对服用β-受体阻滞剂应注意观察血压、心律等；对应用血管紧张素转换酶抑制剂患者，要注意有无口舌、咽喉不适以及咳嗽、皮疹等；对服用阿司匹林患者，需饭后服用，以减少胃黏膜刺激，用药期间观察有无出血迹象；对服用噻嗪类利尿剂患者，应用时须密切注意代谢的变化，因此这类药物的长期使用会造成多种代谢障碍，如低血钾、高血糖、血脂代谢紊乱等；磺胺类药物应在餐前30分钟服用；双胍类药物应在餐后服用，α-糖苷酶抑制剂应在进餐第一口服用等；慎用一切可能引起血压升高的药物，如盐皮质激素、同化剂、拟交感药物、四环素类、抗抑郁药物、麦角生物碱等；对需要使用胰岛素治疗的患者，首先要做好其思想工作，告诉患者胰岛素并非毒品，不会成

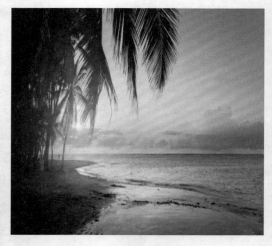

瘾，用胰岛素治疗的目的是让身体的胰岛细胞休息一段时间，有利于恢复胰岛功能，根据病情以后会逐渐停用胰岛素的。

3.饮食指导和体育锻炼

提倡合理膳食，优化饮食结构对老年糖尿病合并高血压患者非常重要。

（1）根据患者的身高、体重及每天的活动强度，计算出每天所需食物的总热量。

（2）提倡食用含不饱和脂肪酸植物类食物，少吃煎炸类和腌制品，限制钠的摄入，同时戒烟戒酒，补充含钾或钙的食品。

（3）鼓励患者多饮水，以达到稀释血液、降低血液黏稠度、降低血糖的作用。

（4）多吃蔬菜，尤其是富含膳食纤维的，如芹菜、白菜、蒜苗等，以增加饱服感，同时又起到降糖、降脂、润肠的作用。

（5）告诉患者少食含糖量高的水果，血糖高时少食或不食含糖量高的水果，如香蕉、柿子等。

同时，要告诉患者进行适当的体育锻炼，以减轻体重，增强体质。

4.血压的自我监测

糖尿病患者血管壁脆弱，血液黏稠度高，高血压会使血管进一步收缩变窄，很容易发生阻塞或出血，促使糖尿病并发症的发生和发展。因此，一定要控制好血压，掌握其监测要领。血压波动大时每天须密切监测4次血压晨起、上午9点、下午4点和睡前，血压平稳时在上午9

点、下午4点抽查。

二、糖尿病合并血脂异常

1. 流行病学特征

《血脂异常老年人使用他汀类药物中国专家共识》指出我国人群血脂水平随年龄增长而升高，与西方人群不同，我国老年人的血脂水平以轻中度升高为主。老年糖尿病患者中，脂代谢异常率高达90%，以高胆固醇血症最为常见。高胆固醇血症会加速动脉粥样硬化斑块形成，使高血压恶化，同时有资料显示合并高脂血症的糖尿病患者，其发生冠心病的概率是无高脂血症糖尿病患者的3倍。降低胆固醇试验表明，总胆固醇每下降1毫摩尔/升，可使冠心病和脑卒中危险率减少25%。因此，老年糖尿病合并高脂血症的防范与治疗相当重要。

中国2型糖尿病患者心血管疾病危险因素血压、血脂、血糖的全国性评估研究结果显示：我国2型糖尿病患者中72%合并血脂异常，却仅有5.6%的糖尿病患者实现了血糖、血脂达标。

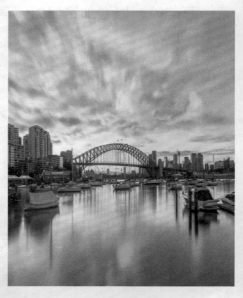

2. 自我护理原则

（1）心理护理。由于糖尿病都是终身性疾病，合并高脂血症者冠心病发病概率更高，患者情绪悲观，思想压力大，表现为恐惧、沮丧、焦虑、失望，失去治疗信心。应说服患者敢于面对现实，科学合理使用药物，消除思想顾虑和悲观情绪。患者的焦虑等不良情绪是影响治疗效果的重要因素，保持良好的心态，积极配合治疗，才可达到良好的效果。

（2）饮食护理。控制患者总热量是基本原则，糖尿病合并高脂血症患者多伴有不同程度的肥胖，控制饮食、规律进食特别重要。宜进食低脂、低糖、低胆固醇、高维生素、高纤维素、清淡易消化的饮食。

（3）运动护理。糖尿病合并高脂血症患者若坚持长期、适量、有规律的有氧运动，有助于减轻体重，改善心肺功能，调解脂肪及糖代谢，改善血液高凝状态，减少血栓形成，防止骨质疏松，有效产生降压和稳压的效果。运动达到一定负荷时，能增加胰岛素的敏感性，降低血糖。但对于糖尿病合并高脂血症的患者来说，运动要恰到好处，切不可盲目进行。可根据自身条件，从事低强度的有氧训练，如散步、体操等，运动量的大小以不出现不适症状及运动后心电图无明显变化为度。运动时间应相对固定，一般安排在饭后1小时，每次30~40分钟为佳。

（4）治疗护理。须认识到糖尿病和高脂血症均需规律服药，了解相关药物的种类、适应证和注意事项，血糖的自我监测和尿糖检查方法，相关并发症的预防和护理。鼓励所有血脂异常的老年糖尿病患者进行生活方式治疗，不提倡老年人过分严格控制饮食和过快减轻体重。应根据老年人个体特点选择调脂药物，如无特殊原因或禁忌证，应鼓励具有多种动脉粥样硬化性心血管疾病危险因素的老年人使用他汀类药物。大量临床研究证实，老年人应用常规剂量他汀类药物的安全性良好。肝酶异常是他汀类药物最常见的不良反应，丙氨酸氨基转移酶升高 > 正常上限3倍的发生率为0.5%~2%，多发生在开始用药后的3个月内。对于不能耐受他汀类药物的老年患者，可考虑更换另一种药代动力学特征不同的他汀类药物，减少他汀类药物的剂量；隔日用药。

表4 老年糖尿病合并高血脂的治疗目标值（毫摩尔/升）

危险因素	低密度脂蛋白-胆固醇	非高密度脂蛋白-胆固醇
糖尿病	<2.6	<3.4
糖尿病+高血压	<1.8	<2.6
糖尿病+肾病	<2.6	<3.4

（5）健康知识护理。让患者系统掌握糖尿病、高脂血症的有关知识，树立健康行为，克服不良的心理状态，获得最佳身心状态，积极治疗和控制疾病，维持血糖、血脂的稳定，降低并发症，提高生活质量。

三、糖尿病合并高体重

1.流行病学特征

我国现有超重和肥胖者共2.8亿人，其中超重者为2.1亿人，肥胖者为6844万人，这表明我国人群不再是低体重指数的瘦小人群，肥胖的高发病率无疑又会为糖尿病、高血压、高血脂等慢性病的发病埋下沉重的伏笔。

老年糖尿病患者在发病前或发病初期大多数为肥胖患者。年龄的增长，运动量的减少，饮食结构和生活规律的改变，这些使得老年糖尿病合并肥胖症的比例有明显上升的趋势。曾有研究统计显示，体重指数大于25千克/平方米以上者占老年糖尿病患者中的69%。

腰围是反映人体内脏脂肪含量的一项简易指标，是反映中心性肥胖的敏感指标，也是预测肥胖相关健康风险的主要指标。根据《中国成人肥胖症防治专家共识》，中国成年人正常体重指数为18.5~23.9千克/平方米，24~27.9千克/平方米为超重，≥28千克/平方米为肥胖；腰围≥90/85厘米（男/女）可判定为腹型肥胖（中心性肥胖）。世界卫生组织在肥胖风险分层及确定治疗策略中提出，如体重指数为25~29.9千克/平方米，但腰围正常，则中度增加疾病风险；如腰围超标，则重度增加疾病风险。在老年人群中，当腰围≥90厘米时，糖尿病患病率随腰围增加而上升，代谢指标异常的数量增加也较明显。在老年糖尿病患者中腰围与体重指数、血压、甘油三酯等代谢指标之间呈显著正相关，与高密度脂蛋白胆固醇呈显著负相关。

2.自我护理原则

（1）心理护理。老年人在生理功能衰退的同时，心理活动也会发生相应变化：情绪波动大、观念陈旧等。对不良习惯的改变表示出困难甚至消极态度，故应坚持说服性、鼓励性、实践性原则，指导患者保证稳定情绪及豁达心态，调整生活方式，以最佳的心理状态接受治疗。

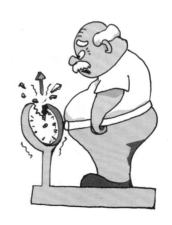

（2）生活方式护理。饮食控制和运动锻炼是老年糖尿病合并肥胖治疗的基石。绝大多数肥胖受基因易感性影响，摄入过多的食物会将剩余的热量转移为脂肪储存起来。减轻体重，增强体质，兴奋交感神经能促进肝糖原及脂肪分解。但需采取逐渐降低体重，限制热量摄入，增加运动，纠正不良行为的方式，减肥速度不宜过快，每月体重下降以3千克为宜。

（3）治疗护理。减轻体重的降糖药物有二甲双胍，老年患者摄入剂量一般不超过1.5克/日，因二甲双胍有一定的胃肠道副作用，可在饭后服，并定期检查血糖、尿蛋白。胰高血糖素样肽-1受体激动剂作为一种新型降糖药物也有降低体重的作用，但也需要全面评估后再在医生指导下使用。

（4）健康知识护理。根据患者的文化水平及学习能力，通过电视、讲座、资料等形式，向患者说明该病的病因、发病机制、发展后果，教会患者控制体重，改变不良生活习惯，调节情绪，监测血糖、血压、体重、腰围，对预防疾病的发展有积极的意义。

四、糖尿病合并高尿酸血症

1.流行病学特征

高尿酸血症是一种嘌呤代谢紊乱性疾病。受遗传和环境因素影响，与肥胖、高血压、高血糖等其他代谢综合征组分均相关，且为2型糖尿病发病的独立危险因素。尿酸水平升高会导致内皮功能紊乱，血管功能改变，进而引起严重临床事件如冠心病、肾脏疾病、高血压、卒中等。老年糖尿病患者由于生理功能的减退，肾小球滤过功能及远端肾小管分泌功能下降，更易导致老年糖尿病患者的血尿酸水平升高，进而发展为痛风。

国际上将高尿酸血症的诊断定义为正常嘌呤饮食状态下，非同日2次空腹血尿酸水平，男性＞420微摩尔/升，女性＞360微摩尔/升。高尿酸血症的患病率逐渐上升，我国有研究显示，老年人群高尿酸血症的患病率已达到18.1%，其中男性明显高于女性。

高尿酸血症在老年2型糖尿病中日益增多，与肥胖、高甘油三酯血症、内生肌酐清除率受损有关。对于老年2型糖尿病不仅要有生活方式的干预，控制体重，控制血脂、血糖及血压等，还应密切注意尿酸代谢、肾小球滤过率，并及时给予相关的干预。

2.自我护理原则

（1）健康教育。高尿酸血症是糖尿病大血管并发症、肾脏病变、高血压的独立危险因素。有些糖尿病患者往往只重视血糖观察，对尿酸水平重视不够。护理时应首先加强健康教育，使患者认识到该病的危害。尿酸升高产生的尿酸盐结晶会沉积于关节、结缔组织和肾脏，导致这些部位功能损害，而且会沉积在胰岛细胞上，导致胰岛B细胞损伤，胰岛素分泌减少。所以要学会自我护理，掌握预防措施，充分了解预防该病的重要意义。

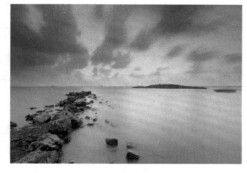

（2）以低嘌呤饮食为主。合并高尿酸血症的老年2型糖尿病患者，除了要限制糖类摄入，还要限制嘌呤摄入。多数老年糖尿病患者对含嘌呤食物的种类及低嘌呤饮食的知识知之甚少，因此应将日常经常食用的食物进行分类，将食物中的嘌呤量控制在每日100~150克，并告知患者常见食物的嘌呤含量及分类。遵循低嘌呤膳食方案，严格限制动物内脏、海产品和肉类等高嘌呤食物的摄入。富含嘌呤的蔬菜（莴笋、菠菜、蘑菇、菜花等）、豆类及豆制品与高尿酸血症无明显相关性，鼓励患者多食用新鲜蔬菜，适量食用豆类及豆制品。（见表5）

表5　高尿酸血症的饮食建议

饮食建议	食物种类
鼓励食用	蔬菜；低脂、脱脂奶及其制品；鸡蛋
限制食用	牛肉、羊肉、猪肉、富含嘌呤的海鲜；调味糖、甜点、调味盐（酱油和调汁）；红酒、果酒
避免食用	果糖饮料；动物内脏；黄酒、啤酒、白酒

（3）制订饮食方案。2型糖尿病合并高尿酸血症的患者除低嘌呤饮食治疗外，还应注意提高胰岛素敏感性，减轻高胰岛素血症，增加尿酸排泄。采用低热量、低糖、高蛋白、高不饱和脂肪酸饮食方式治疗代谢综合征相关的高尿酸血症，可使血尿酸下降，痛风性关节炎发作次数减少。蛋白质以乳类、乳酪、蛋类为主；每日进盐量控制在5克以下，防止尿酸盐沉积；多选择新鲜蔬菜、水果等碱性食物，避免进食辛辣热性食物。

（4）认识乙醇与血尿酸的关系。血尿酸随乙醇摄入量的增加而升高。乙醇代谢会造成体内乳酸浓度增高，乳酸升高可抑制尿酸排泄，同时能促进嘌呤分解使尿酸增高，有些酒（如啤酒）在发酵过程中产生大量的嘌呤，均会导致高尿酸血症。同时，过量饮酒、长期饮酒还诱发骨骼肌、脂肪、肝脏等多种器官胰岛素的抵抗。因此，糖尿病合并高尿酸血症者严禁饮用啤酒、白酒及乙醇饮料，仅能适量（50～60毫升）饮用红酒。

（5）积极进行运动干预。运动可增加能量消耗，有助于控制体重，降低血尿酸和血糖水平。除帮助患者制订切实可行的运动计划外，还应让患者树立保持常年锻炼的信念。以有氧运动为主，避免剧烈运动。经运动干预后，患者能坚持锻炼，体重及尿酸水平逐渐下降。

（6）鼓励患者多饮水，预防结石的形成。高尿酸血症患者应多饮水，稀释尿液，以利于尿酸排出，防止尿酸盐的形成和沉积。最好保证每日饮水量2000毫升，以维持一定的尿量促进尿酸排泄。

（7）降尿酸药物的选择。可以根据患者的病情，药物的适应证、禁忌证及其注意事项等进行药物的选择和应用。目前临床常见药物包含抑制尿酸合成的药物有非布司他、别嘌呤醇。促进尿酸排泄的药物有苯溴马隆。

非布司他。该药适用于痛风患者高尿酸血症的长期治疗。其作用机理是通过抑制尿酸合成降低血清尿酸浓度。非布司他是一种选择性黄嘌呤氧化酶抑制剂，可大幅度降低血尿酸水平，主要通过肝脏代谢，不依赖肾脏排出，对轻中度肾功能不全者安全有效，且目前已有多项临床研究显示非布司他用于中重度肾功能不全的有效性和安全性与别嘌呤醇相比，非布司他的疗效和不良反应上的表现都更

加　优秀。与其他药物相比，非布司他具有更好的疗效和安全性。

别嘌呤醇。该药适应证：慢性原发性或继发性痛风的治疗，控制急性痛风发作时，须停药，同时应用秋水仙碱或其他消炎药；用于治疗伴有或不伴有痛风症状的尿酸性肾病；用于反复发作性尿酸结石患者。注意事项：别嘌呤醇的严重不良反应有严重皮损，如剥脱性皮炎，与所用剂量相关，当使用最小有效剂量能够使血尿酸达标时，尽量不增加剂量。

苯溴马隆。该药适应证：原发性和继发性高尿酸血症，痛风性关节炎间歇期及痛风结节肿等。可用于内生肌酐清除率＞20毫升/分钟的肾功能不全患者。对于内生肌酐清除率＞60毫升/分钟的成人患者无须减量，每日50～100毫克。注意事项：治疗期间需大量饮水以增加尿量（治疗初期饮水量不得少于1500～2000毫升），以促进尿酸排泄，避免排泄尿酸过多而在泌尿器官中形成结石。在开始用药的前2周及用药过程中，须同时给予碳酸氢钠或枸橼酸合剂碱化尿液，使患者尿液的pH值调节至6.2～6.9。定期测量尿液的酸碱度。

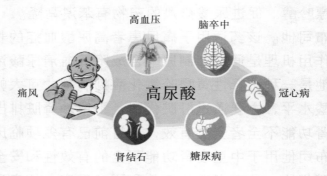

老年糖尿病急慢性并发症预警信号及治疗

一、糖尿病高血糖高渗状态

高血糖高渗状态是糖尿病急性代谢紊乱中的主要临床类型。多见于老年人，约2/3患者发病前无糖尿病史，或仅有轻度症状。糖尿病高渗性昏迷起病不明显，常见诱因如下：①有糖尿病而毫无察觉，没有采取正规的治疗，甚至因其他疾病而误用高糖输液，致使血糖显著升高；②应激反应，有感染、心绞痛或心肌梗死、脑血管意外、外科手术等急性情况；③老年人渴感减退，饮水中枢不敏感，而造成进水太少致血液浓缩等；④失水过多，如严重的呕吐或腹泻、大面积的烧伤、血液或腹膜进行透析等；⑤高营养、高糖摄入，如静脉内高营养，不明血糖情况下大量滴注葡萄糖，大量服用高糖饮料，进行含糖溶液的血液或腹膜透析等；⑥药物影响，如大量使用糖皮质激素及免疫抑制剂、苯妥英钠，口服大量利尿药物等。

高血糖高渗状态临床特点为高血糖、高血钠、高血浆渗透压，严重脱水伴不同程度神经、精神病变等。临床表现与糖尿病酮症酸中毒相似，只是尿中没有酮体，少有酸中毒。由于血糖和血渗透压很高，患者很容易发生昏迷，一旦发病，病死率也远比糖尿病酮症酸中毒高。起病时常先有多饮、多尿状况，但多食不明显，或食欲减退，以至于常被忽略。失水随病程进展而加重，出现精神性症状，表现为嗜睡、幻觉、定向障碍、偏盲、上肢拍击样粗震颤、癫痫样抽搐等，最后陷入昏迷。高血糖高渗状态病因复杂，可能与患者年老、脑血管功能差、极度高血糖、严重失水、血液浓缩以及继发的醛固酮分泌增多等有关。

高血糖高渗状态病情重，并发症多，病死率高。治疗时因患者严重失水，须积极补液。主张先用等渗氯化钠溶液，患者虽血钠高，但应用低渗溶液会致血浆渗透压下降较快，可能诱发脑水肿并可能出现溶血反应。静脉注射普通胰岛素首次负荷量后，继续以每小时每千克体重0.1单位的速度静脉滴注。注意高血糖是维持患者血容量的重要因素，如血糖迅速降低而液体补充不足，将引发血容量和血压进一步下降。当血糖下降至16.7毫摩尔/升时可开始输入5%葡萄糖溶液加对抗量的普通胰岛素，同时参考每小时尿量补充钾盐。应密切注意脑水肿的发生，当血浆渗透压下降时，水向细胞内转移，导致脑水肿。应积极治疗诱发的各种并发症。加强护理，密切观察病情变化，保持呼吸道通畅，预防尿路感染和肺部感染。当患者病情好转，神志清醒，根据血糖、尿糖及进食情况对皮下注射胰岛素，然后转为常规治疗。

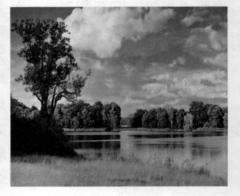

抢救成功的关键在于尽早平稳血糖、血钠、血浆渗透压。在配合抢救的护理过程中，除了加强基

础护理防止并发症外，须严密观察患者的进出量，特别是补液量，尤其是胃肠道补液的速度和分量。胃肠道补液可减少静脉补液量，方法简单，不仅能提高游离水，补充细胞内失水，还可通过胃肠道补充热量和营养，是抢救高血糖高渗状态的重要措施。静脉与鼻饲联合补液弥补了大量静脉补液的不利因素，又能及时补充血容量，降低血浆渗透压，改善外周循环。

密切观察病情变化。严密监测神志、瞳孔及生命体征，详细记录出入水量，保持尿量平均＞80毫升/小时。加强基础护理和生活护理：对昏迷患者常规护理，保持呼吸道畅通，床边备好吸痰用物，患者取平卧位，头偏向一侧，持续低流量吸氧；每天口腔护理和会阴护理2次；大小便失禁者，及时清理，必要时给予保留导尿，每1~3小时小便1次，预防泌尿系感染。定时翻身拍背，保持床单及皮肤清洁干燥，每天给予温水擦浴及时更换内衣，预防皮肤感染和压疮的发生。

预防措施：早期发现和严格控制糖尿病；防治各种感染、应激、高热、胃肠失水等易导致高血糖和严重失水，以免出现高渗状态；注意各种导致高渗药物，如利尿剂和升糖药物等；注意透析失水。

二、冠心病

自1979年美国一项针对心血管病的长期持续性研究结果公布后，糖尿病就被公认为是一个主要的、独立的心血管危险因素。心血管健康研究结果显示，在校正冠心病其他危险因素后，糖尿病患者的冠心病死亡率与仅有冠心病的人群死亡率相似。高血糖、胰岛素抵抗、高胰岛素血症、腹型肥胖等危险因素加上传统的心血管危险因素，如高血压、血脂异常、代谢紊乱等共同促成糖尿病患者冠心病的发生。从发病机制来看，衰老和糖尿病均对冠心病的发生发展有着重要影响。

与无糖尿病的冠心病患者相比较，合并糖尿病的冠心病患者常缺乏冠心病的典型症状，这一点常被糖尿病患者所忽略。因此，对于糖尿病人群，尤其是老年糖尿病患者，早期进行冠心病筛查和二级预防是至关重要的。

随着冠心病的发展，心肌梗死后的糖尿病患者有着比非糖尿病患者更糟糕的预后和更高的病死率。糖尿病患者中，无症状性心肌梗死及无症状性心肌缺血并不少见，尤其是老年患者，老年糖尿病患者心肌梗死预后较差。一项纳入1698名年龄大于65岁的老年糖尿病患者的研究显示，糖尿病较非糖尿病患者在心梗及心衰后1年再发心肌梗死及心衰事件明显增加。无论是糖尿病患者和非糖尿病患者，心肌梗死的治疗都同样有效。

糖尿病合并冠心病积极防治糖尿病和并发症，包括控制高血糖和胰岛素抵抗、控制血脂、控制高血压、扩张血管药物应用、抗血小板药物的使用等。

1.控制血糖

严格控制血糖或强化治疗，能明显降低糖尿病各种并发症，其中也包括冠心病的发生率，这一结论已被糖尿病控制和并发症研究证实。因此，糖尿病患者冠心病治疗的基础是把血糖控制为较为理想的水平，推荐的糖尿病理想控制和较好控制水平应结合老年患者预期生存期、并发症、伴发症、低血糖风险等情况分层考虑。消除糖尿（血糖水平＜11.1毫摩尔/升）是老年糖尿病患者治疗的一个重要目标，有利于改善高血糖渗透性利尿（引起血容量减少，夜尿多等）和营养负平衡（尿糖排出）。

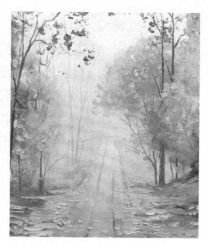

围绕这个目标，从如下3个方面进行。

（1）严格的饮食控制是控制好血糖的基础，强调按照医生或营养师的指导，合理进食。

（2）适当的体力活动对糖尿病患者是有益的，要求患者三餐后、睡前应当散步或慢走，能增加肌肉组织对葡萄糖的利用，有助于降低餐后高血糖。

（3）药物治疗。包括双胍类药物、α-糖苷酶抑制药、胰岛素增敏药、磺胺类药物、胰岛素、二肽基肽酶-4抑制剂。对糖尿病冠心病药物治疗，可倾向用双胍类药物和α-糖苷酶抑制药，因为它们会改善胰岛素抵抗，不增加胰岛分泌，有利于改善血管内皮功能，保护现有的胰岛β细胞。近年来也有研究显示二肽基肽酶-4抑制剂也有一定的心血管保护作用。

2.纠正脂质代谢紊乱

低密度脂蛋白胆固醇是老年糖尿病患者必须关注的指标。对仅有大血管粥样硬化相关检测指标异常者，低密度脂蛋白胆固醇也需要降低至2.6毫摩尔/升，有其他心脑血管病变风险因素存在者，低密度脂蛋白胆固醇<1.8毫摩尔/升，未能达此标准者在除去肾脏病和甲状腺功能减退症的影响后，应该长期服用他汀类药物。有对他汀类不耐受（出现肝酶、肌酶异常）者须酌情调整治疗。如他汀类单药不能使低密度脂蛋白胆固醇达标，推荐联合服用胆固醇吸收抑制剂。单纯高甘油三酯血症者，首先控制脂肪的摄入量，如血清胆固醇>3.5毫摩尔/升可加用贝特类降脂药，无高尿酸血症者可选用烟酸制剂。

3. 控制血压

根据目前多个国内外心血管专业指南推荐，老年糖尿病合并高血压者血压控制目标为<140/80毫米汞柱。根据患者糖尿病病程、健康状况、有无心脑血管病变及尿蛋白水平等情况，设置不同血压控制目标。糖尿病患者降压治疗应积极，掌握"越早越好"的原则，血压处于130~140/80~90毫米汞柱，经3个月以上生活方式干预无效时可开始药物治疗。血管紧张素转换酶抑制剂或血管紧张素Ⅱ受体拮抗剂类降压药是老年糖尿病患者首选和基础用药，次选为钙离子拮抗剂和/或选择性β受体阻断剂，慎用利尿剂，尤其是合并高尿酸血症者。提倡联合治疗，效益互补。

4. 扩管

扩张血管药物应用包括以下2种。

（1）硝酸酯类制剂。这类药物除扩张冠状动脉，降低阻力，增加冠状循环的血流量外，还通过对周围血管的扩张作用，减少静脉回流心脏的血量，降低心室容量心腔内压、心排血量和血压，减低心脏负荷和心脏的需氧，从而缓解心绞痛。

（2）钙离子拮抗剂。本类药物能抑制钙离子进入细胞内，也抑制心肌细胞兴奋—收缩耦联中钙离子的作用，因而会抑制心肌收缩，减少心肌氧耗；扩张冠状动脉，解除冠状动脉痉挛，改善心内膜下心肌的供血；扩张周围血管，降低动脉压，减轻心脏负荷；降低血黏度，抑制血小板聚集，改善心肌微循环。

5.抗血小板凝集

抗血小板药物中阿司匹林是首选，为公认对心血管有保护作用的抗血小板制剂，使用方便，每日100（75～150）毫克，避免空腹服用。如有纤维蛋白原增加、存在高凝状态者，或对阿司匹林不耐受者，可用硫酸氢氯吡格雷（50～75毫克，1次/日）或西洛他唑(50～100毫克，2次/日，下肢病变者优选)。

老年糖尿病患者应选择早期干预和治疗心血管病变，包括在糖尿病及高血压前期即开始管理、生活方式干预、及时启动降低密度脂蛋白胆固醇治疗等综合心血管危险因素管理措施。对糖尿病合并高血压和/或高低密度脂蛋白胆固醇血症者应关注血管病变的筛查，颈动脉彩色多普勒超声检查为简便易行、特异性好的筛查方法。有异常症状者适时行冠状动脉造影检查。

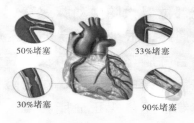

生活方式干预的目的在于降低伴心血管事件的危险性，主要包括合理的饮食结构、适当的体力运动、减重及戒烟等。同时还应重视多重危险因素的综合干预，特别是积极控制血压、血脂、戒烟与合理应用抗血小板药物治疗。

三、脑卒中（脑出血、脑梗死、血管性痴呆）

脑血管疾病是导致死亡的第三大疾病，也是成人致残的重要因素。脑卒中是糖尿病最主要的大血管并发症之一。我国脑血管病的死亡率是美国等西方国家的4～5倍。缺血性卒中大部分发生在老年2型糖尿病患者中。糖尿病是所有年龄阶段卒中的独立危险因素。2型糖尿病不仅是脑血管疾病的一个危险因素，同样与急性脑血管事件的不良预后相关而增加致死、致残率。卒中后高血糖血症与卒中的预后密切相关。

老年糖尿病患者发生脑卒中后具有以下表现：①易发生缺血性脑卒中；②易发生后循环梗死及腔隙性脑梗死；③易出现肢体运动障碍，更多出现构音困难及言语不清；④同时合并严重的高血压，血脂、尿酸、纤维蛋白原等代谢紊乱。临床表现多躯体运动方面的功能缺陷，表现为侧肢体活动不灵、无力、麻木、言语不清和假性延髓性麻痹。考虑脑梗死部位以大脑中动脉深穿支细小血管多见，大多不影响运动通路，很少出现完全性瘫痪。

对于糖尿病合并脑卒中的预防及预后管理，多个权威指南强调了在控制血糖的基础上，对危险因素进行全面综合防治、严格控制血压、纠正血脂异常、应用抗血小板聚集的药物、减轻胰岛素抵抗、减轻体重、戒烟等。其中，严格控制血糖是提高疗效、降低脑卒中患者病死率的关键。

1.控制血糖

血糖的控制与达标监测是极其重要的环节，无论以何种形式的血糖升高，均会加重卒中后脑组织损害，须尽快予以处理，包括降糖药物的应用、限制含糖液体及病因治疗等。具体包括如下几种方法。

（1）降糖药物的应用。虽然发生脑卒中的糖尿病患者多为2型糖尿病，但在脑卒中急性期最好使用胰岛素控制高血糖，因为口服降糖药会增加体内酸性代谢产物，有加重酸中毒的可能，而胰岛素除能迅速有效地降低血糖且剂量容易掌握。近年来的研究还显示胰岛素具有神经保护作用，可改善脑缺血性损害。

（2）限制含糖液体。高血糖加重脑缺血损害，因此应尽可能选用非含糖溶液，如生理盐水、林格氏液等。如患者有高血压或心衰，不宜过多输注这些液体，只能选用5%葡萄糖液加用胰岛素，并动态检测血糖浓度。

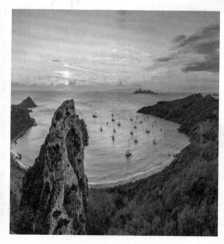

（3）病因治疗。糖尿病患者通常存在血管壁损害、血液流变学异常、合并高血脂、高血压等，须注意改善脑微循环状态，增加红细胞变形能力，降低血小板聚集

性、血黏度及血脂，适当控制血压等。

2.控制血压

血压的控制与达标2型糖尿病与高血压病的共患率约50%，多种危险因素的协同放大效应会进一步加重脑卒中的危险性，因此糖尿病合并高血压病提倡提早、强化、联合治疗，以早期达标。血压控制目标＜140/80毫米汞柱；当蛋白尿＞1克/24小时，血压控制目标＜125/75毫米汞柱。

3.纠正脂质代谢紊乱

血脂的控制与达标在控制血压、血糖同时还要积极联合他汀类调脂药，并力争低密度脂蛋白胆固醇达标（＜2.6毫摩尔/升）。在阿托伐他汀糖尿病合作研究（CARDS研究）中证实，即便低密度脂蛋白胆固醇水平无明显升高，使用他汀类调脂药可显著降低新发心血管事件和脑卒中的危险。

4.抗血小板凝集

对于糖尿病合并高血压且无脑卒中的患者，在血压控制在＜160/100毫米汞柱的情况下，常规应用抗血小板聚集药物，如小剂量阿司匹林（75～150毫克/日）；对于糖尿病合并脑梗死急性期，阿司匹林用量为100～300毫克/日，2周后改为75～150毫克/日。除非有阿司匹林使用禁忌证，否则不能用其他

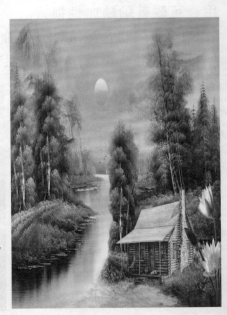

抗血小板药物代替阿司匹林。

预防措施：糖尿病患者首先应该控制每日摄入量并均衡膳食，加强体育锻炼；如果2～3个月后血糖水平控制仍不好，应在医生指导下使用口服降糖药或胰岛素，并注意监测血糖水平；糖尿病患者若合并高血压，血压应严格控制在140/90毫米汞柱以下，可根据具体情况进一步降低。糖尿病患者在严格控制血糖、血压的基础上，联合他汀类调脂药能有效降低脑卒中风险。

四、外周血管疾病

动脉粥样硬化是累及大中动脉的一种系统性疾病，是导致血管管腔狭窄的重要原因。发生于非心脏血管的动脉粥样硬化称为外周血管疾病。外周血管疾病在老年糖尿病群体中相当常见，但因其临床症状不典型以及临床医生对其重视程度不够而常常被忽视、误诊，且得不到及时充分的治疗。外周血管疾病是心血管的危险因素，也是死亡的信号。5年内病死率约30%，大部分死于心脑血管突发，而非下肢血管病变。

患者出现无症状性外周血管疾病时，如果未能引起重视而继续吸烟、饮酒或者对日常生活不加以控制，其进展将会是迅速且不可预料的。当血流不能到达远端肢体，外周动脉出现灌注不足，尤其不能满足运动需要时，将会出现功能性缺血，临床表现为间歇性跛行。老年患者中，最严重的后果是截肢，因此在寻找合并肌肉疼痛并发症时，外周血管疾病检查要引起重视。外周血管疾病最常用的诊断方法是踝-肱指数。正常踝-肱指数值为1～1.4；当踝-

肱指数<0.9时，其诊断敏感性>95%；特异性接近100%，踝-肱指数值0.91～0.99认为是临界值，须进行平板运动试验；踝-肱指数值>1.4须进一步检查趾肱指数。

在治疗方面，对有症状的下肢动脉粥样硬化外周血管疾病患者来说，抗血小板治疗可以减少其心肌梗死、脑卒中或血管原因死亡的风险，包括间歇性跛行、下肢严重缺血、有下肢血运重建术既往史以及因下肢缺血截肢的患者。阿司匹林75～325毫克/日或氯吡格雷75毫克/日或阿司匹林联合氯吡格雷双联抗血小板均可降低心血管事件的发生。但是对于无症状、踝-肱指数值为0.91～0.99的下肢外周血管疾病患者，采用抗血小板治疗来降低心脑血管病死亡风险的效果并不显著。华法林抗凝口服制剂的使用并不能减少缺血性心血管不良事件的风险，并且有潜在增加出血的风险。

外周血管疾病是糖尿病常见的大血管并发症，在老年患者中多发，下肢动脉闭塞最常见。糖尿病合并高血压将增加外周血管疾病的发生及靶器官损伤。应用彩色多普勒超声技术筛查下肢动脉病变，可以更早及准确检测血管损伤，并进行危险分层。对出现下肢疼痛症状者，临床上按疼痛程度分级。治疗上按照病变不同阶段各有侧重，单纯动脉管壁增厚伴散在斑块者，需要加用抗血小板药物，下肢动脉管腔狭窄>50%、足背动脉搏动缺失或有运动后下肢无力等症状，可联合西洛他唑（50～100毫克，2次/天）长期服用，下肢动脉管腔狭窄>75%、中重度间歇性跛行伴静息痛患者，有条件时须行介入治疗。

表6 外周动脉疾病的方坦（Fontaine）分期

分期	临床评估
I	无症状
IIa	轻度间歇性跛行
IIb	中到重度间歇性跛行
III	缺血性静息痛
IV	溃疡或坏疽

预防措施：戒烟、日常锻炼（30分钟/日）、地中海饮食、维持体重（体重指数 ≤ 25千克/平方米）、控制血压、胆固醇和血糖。吸烟的外周动脉疾病患者死亡、心肌梗死和截肢的风险大大高于戒烟后的外周动脉疾病患者，下肢血管成形术和开放性手术后，血运重建的通畅率也较低。因此，建议外周动脉疾病患者戒烟。一项有90000例的研究显示，他汀类药物每降低1毫摩尔/升低密度脂蛋白-胆固醇，5年主要心血管事件可降低约20%。调脂治疗目标：低密度脂蛋白-胆固醇 < 2.6 毫摩尔/升，高危患者 < 1.8毫摩尔/升，糖尿病患者的糖化血红蛋白 < 7%。

五、糖尿病足

糖尿病足是糖尿病患者最严重且痛苦的慢性并发症之一。糖尿病足具有较高的致残率和致死率，是糖尿病患者住院的主要原因。在我国，糖尿病足溃疡已成为慢性创面的主要原因，其年发病率为8.1%，年截肢（趾）率5.1%，年病死率为14.4%。在三级甲等医院中，27.3%的截肢患者是糖尿病足所致，占非创伤性截肢的56.5%。此外，糖尿病足患者花费巨大，约为非足病患者的2倍。因此，糖尿病足给患者、家庭以及社会造成极大的负担。

虽然糖尿病足治疗困难，花费巨大，但是如果患者对于糖尿病足进行规范化的筛查与管理，是可防治的。

由于老年糖尿病足患者常合并多种心血管并发症，因此在临床上，血糖控制目标为一般到宽松的范围，即空腹血糖控制在8毫摩尔/升左右，餐后2小时血糖控制在8~12毫摩尔/升，降糖药物的选择以胰岛素为主；血压控制目标＜140/80毫米汞柱，降压药物以血管紧张素Ⅱ受体拮抗剂或血管紧张素转换酶抑制剂为首选，必要时联合钙离子拮抗剂等使血压控制达标；血脂控制目标为低密度脂蛋白胆固醇＜1.8毫摩尔/升，调脂药物以他汀类为首选；并给以阿司匹林75~150毫克/日治疗。

对于合并感染的糖尿病足患者，当其存在临床感染时必须使用抗生素，不建议预防性使用抗生素；经验性选用抗生素结合组织及分泌物细菌培养和药敏试验；对于心肾功能不全的血液透析患者，要根据其心肾代谢特点针对性选用。如果经验性抗生素临床效果明显，则不论培养结果和抗生素敏感性试验结果如何，抗生素使用方案不变；若抗生素使用3天，感染未得到控制，则参考细菌培养和抗生素敏感性试验结果。目前细菌培养方式有棉拭子培养和病理组织培养，如果操作规范，则棉拭子培养与病理组织培养结果相似；就操作简便、经济而言，棉拭子培养为首选。抗生素疗程一般为2周，但对于合并骨髓炎的患者，抗生素疗程不能低于6周。

对于缺血性足溃疡，如果患肢缺血严重，则应该采用扩血管药物、下肢狭窄管腔内球囊扩张及支架置入，或通过血管旁路手术以及自体干细胞移植术等改善肢体血供情况。临床上常用的扩血管药物有脂微球化前列地尔、贝前列腺素钠、西洛他唑等；当患肢血供改善或本身血供良好，则应当加强创面的局部处理，

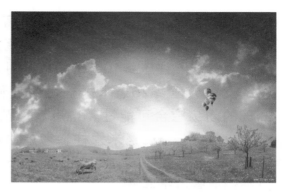

清除过度角化、感染和失活的组织，选择合适的敷料并保持创面的湿润环境。同时，为了促进溃疡愈合，最大程度减少截肢，降低致残致死率，建立以内分泌科为核心，联合骨科、血管外科、超声科、介入科和营养科等多学科的协作模式至关重要。

国际糖尿病足工作组更新了《国际糖尿病足工作组关于糖尿病患者合并周围动脉病变的诊断、预后和处治临床指南》。新指南重要建议：①关于糖尿病足感染的诊断与处理，糖尿病足感染必须通过临床诊断，以局部或全身炎症症状或体征为基础，建议使用美国感染学会或国际糖尿病足工作组发布的感染程度分类表进行严重程度的评估；②糖尿病足外周血管疾病的诊断、预后和治疗，指南推荐糖尿病患者至少每年接受1次检查，以明确是否存在外周血管疾病，检查项目至少应该包括询问病史和检查足背动脉的搏动。推荐床旁非侵入性检查踝-肱指数，排除外周血管疾病。考虑血管再通术时，通过评估下肢动脉血液循环、彩色多普勒超声、电子计算机X射线断层扫描技术血管造影、磁共振血管造影和数字减影血管造影均能获得有

用的解剖学信息。糖尿病合并足溃疡和外周血管疾病的患者，简单的床旁检查可以预测足溃疡愈合的可能性，若患者符合皮肤灌注压≥40毫米汞柱、趾动脉压≥30毫米汞柱或经皮氧分压≥25毫米汞柱之中任何一项，可至少增加25%的溃疡愈合可能性。当患者足趾收缩压<30毫米汞柱或经皮氧分压<25毫米汞柱，考虑血管开通手术；足趾收缩压<50毫米汞柱或踝-肱指数<0.5时，考虑急诊影像学检查和血管开通手术。

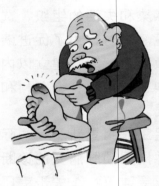

预防措施如下。

（1）血糖应保持在正常范围内，平日根据血糖变化调整胰岛素的用量，控制饮食，遵循有效、平稳控制血糖的原则，使血糖保持在空腹血糖6～8毫摩尔/升，餐后2小时血糖8～10毫摩尔/升的水平。从营养学角度看来，需要懂得科学搭配和食物生成营养原理，每天进餐的时间、数量应保持一定的稳定性，尽量少吃零食、戒烟、忌酒。

（2）正确且有效的足部护理可以促进疾病的恢复，还可以预防疾病的复发：①糖尿病患者应注意足部保暖，可采用多种恰当的取暖方法，以期改善局部血液循环，加速代谢产物的排泄，但是在取暖时应防止烫伤；②足部要运动，过繁的运动会使血流增加，过度的静止则会血流缓慢，不过量活动，以免增加足部负荷；③足部要抬高，经常抬高足部可以减轻足部压力，促使局部静脉回流，防止代谢产物蓄积；④穿鞋袜宜合适，不宜过松过紧。由于重力作用，下肢静脉回流较之上肢阻力大，若鞋袜过松可致局部静脉瓣负荷量增加，影响静脉回流量及速度。但鞋袜过紧则压迫血管，致使血流阻力加大，对动静脉血流均不利，既不利于血供也不利于代谢产物的排泄；⑤足部要干净，每晚用39～40℃温水泡脚15～20分钟，用柔软毛巾拭干，勤清洗和更换鞋袜，保持足部清洁。及时清理鞋袜内异物，防止足部硬伤发生。注意清洁足部着力点角化组织，以免阻碍血运而致感染促发溃疡。

（3）指导患者在手挠过的部位用香皂水清洗或酒精消毒，若发现肿胀、瘀血、发热、水泡甚至溃疡要立即就医治疗。对局部红肿，发热尚未形成水泡溃疡者要卧床休息，限制行走；对年老蹒跚者，散步或做运动时，一定要有人陪伴协助。

（4）溃疡愈合后多进行腿部运动，每日适当步行，做到定时、定量、量力而行，持之以恒。病情较轻的患者可在护士的指导下，站立手扶椅子做单腿提足、甩腿运动或提足运动等，每日坚持。

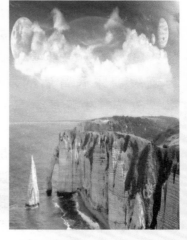

（5）加强对高危患者的宣传教育，每日检查足部，内容包括：①皮肤温度，两足温差＞2℃用手可以感觉到。方法是用手握住足部，检查看有无热点，发现热点与别处比较区别，如果温度不同可能有严重问题如溃疡、感染或神经病变；②脚部有无畸形或形成包块，脚部有包块就是感染或早期神经病变；③胼胝如增大是早期病变的信号，通常在脚趾上形成。

六、糖尿病合并慢性肾脏病

高血糖是慢性肾脏病发生和发展的主要原因之一，因此良好控制血糖至关重要。中国慢性肾脏病流行病学调查曾显示，我国成年人中慢性肾脏病患病率为10.8%，据此估算18岁以上人群慢性肾脏病患者人数约1.195亿。一项中国健康与养老追踪调查研究表明，45岁以上中年及老年人群中，慢性肾脏病患病率达到11.5%，且城市患病率高于农村。糖尿病与慢性肾脏病关系密切，糖尿病患者慢性肾脏病发生风险较非糖尿病患者增加2.6倍。糖尿病肾病起病隐匿，一旦进入大量蛋白尿期后，进展至终末期肾病的速度大约为其他肾脏病变的14倍。因此早期诊断、预防与延缓糖尿病肾病的发生发展，对提高糖尿病患者存活率，改善其生活质量具有重要意义。

慢性肾脏病是指肾脏结构或功能异常持续超过3个月的疾病。肾小球滤过率是评价肾脏功能的重要指标之一，我国估算肾小球滤过率课题协作组改良简化肾脏病饮食和改良方程，制订了适合我国慢性肾脏病患者的估算肾小球滤过率的评估公式。目前国内外大部分指南根据肾小球滤过率来进行慢性肾脏病的肾功能分期见表7。

表7 慢性肾脏病的肾功能分期

分期	特征	肾小球滤过率（毫升/分钟）
1	肾脏损害，肾小球滤过率正常或升高	≥90
2	肾脏损害，肾小球滤过率轻度降低	60~89
3a	肾小球滤过率轻中度降低	45~59
3b	肾小球滤过率中重度降低	30~44
4	肾小球滤过率重度降低	15~29
5	肾衰竭	<15

2型糖尿病伴慢性肾脏病的防治分为3个阶段。第一阶段为预防，对重点人群进行糖尿病筛查，发现糖耐量受损或空腹血糖受损的患者，采取改变生活方式、控制血糖等措施，可预防糖尿病及慢性肾脏病的发生。第二阶段为糖尿病伴慢性肾脏病的早期治疗，出现微量蛋白尿的糖尿病患者，予以减少或延缓大量蛋白尿的发生。同时，要重视糖尿病患者肾脏以外其他病变的评估：糖尿病伴慢性肾脏病患者每年至少评估1次心脑血管疾病风险；推荐营养师对患者的营养状态进行评估和监测；对其他并发症（如代谢性酸中毒、电解质紊乱、贫血等）进行评估。第三阶段为预防或延缓肾功能不全的发生或进展，治疗并发症，出现肾功能不全者考虑肾脏替代治疗。糖尿病伴慢性肾脏病的治疗以控制血糖、控制血压、减少尿蛋白为主，还包括生活方式干预、纠正脂质代谢紊乱、治疗肾功能不全的并发症、透析治疗等。

1.生活方式指导

改变生活方式包括饮食治疗、运动、戒酒、戒烟、控制体重，有利于减缓糖尿病伴慢性肾脏病进展，保护肾功能。糖尿病伴慢性肾脏病患者应严格管理饮食（每天摄入优质蛋白＜0.6克/千克）。

2.控制血糖

治疗2型糖尿病合并慢性肾脏病的理想降糖策略是在有效降糖的同时，不增加低血糖发生的风险，同时避免诱发乳酸性酸中毒或增加心力衰竭风险。抗高血糖药物的选择包括双胍类、磺胺类、格列奈类、噻唑烷二酮类、α-糖苷酶抑制剂、二肽基肽酶-4抑制剂、胰高血糖素样肽-1类似物及胰岛素。某些在肾脏代谢或排泄的药物，尤其是肾功能不全的情况下，经肾排泄减少或其活性代谢产物的清除减少，会引起低血糖等不良反应，这些药物在肾小球滤过率低于60毫升/分钟/1.73平方米时须酌情减量或停药。

3.控制血压

血压升高不仅是加速糖尿病肾病进展的重要因素，也是决定患者心血管病预后的主要风险因素。在2型糖尿病患者中，血压对肾功能的影响更加突出，收缩压超过140毫米汞柱的患者，其肾功能下降速度为每年13.5%，而收缩压＜140毫米汞柱者每年肾功能下降的速度是1%。英国前瞻性糖尿病研究（UKPDS研究）显示，在处于糖尿病早期的糖尿病患者中采用强化的血压控制，不但可以显著减少糖尿病大血管病变发生的风险，还显著减少了微血管病变发生的风险。严格控制高血压能明显减少糖尿病伴慢性肾脏病患者尿蛋白水平，延缓肾功能损害的进展。强化血压控制还可使心血管病终点事件的风险下降20%～30%。

4.纠正脂质代谢紊乱

高脂血症不仅直接参与糖尿病胰岛素抵抗和心血管并发症的发生，低密度脂蛋白胆固醇还可以通过作用于肾小球系膜细胞上的低密度脂蛋白受体，引起系膜细胞和足细胞的损伤，加重蛋白尿和肾小球及肾小管间质纤维化的进展。糖尿病患者出现肾病综合征和肾功能不全，又会进一步加重高脂血症。因此，积极纠正糖尿病伴慢性肾脏病患者体内脂代谢紊乱，对其具有重要意义。

5.肾脏替代治疗

肾小球滤过率低于15毫升/分钟/1.73平方米的糖尿病伴慢性肾脏病患者，在条件允许的情况下，可选择肾脏替代治疗，包括血液透析、腹膜透析和肾脏移植等。

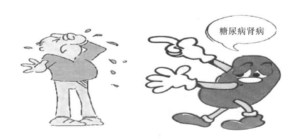

糖尿病肾病

预防措施：2型糖尿病一旦确诊，患者应进行糖尿病伴慢性肾脏病的筛查，纠正代谢异常，定期筛查，预防糖尿病伴慢性肾脏病的发生；对于已发生糖尿病伴慢性肾脏病的患者，应积极治疗延缓其发展。

七、糖尿病视网膜病变

糖尿病视网膜病变是致盲的重要病因。北京同仁眼科中心开展的两个以人群为基础的流行病学研究结果表明，中国成年人糖尿病中糖尿病视网膜病变的患病率为27.9%～43.1%。但糖尿病视网膜病变可防可治，早期关注、及时干预至关重要。

糖尿病视网膜病变是糖尿病眼病的一种严重并发症，主要影响眼睛的视网膜。糖尿病视网膜病变通常发生在患糖尿病很多年以后。患糖尿病的时间越长，发展为糖尿病视网膜病变的机会越大。1984年我国眼底病组制订分类标准分为2型6期，从1期至6期病情逐渐加重。前3三也可以称为非增殖型，表现为微血管瘤、小片出血、渗出。后三期称为增殖型，表现为眼底新生血管、玻璃体积血、纤维增殖、视网膜脱离。

糖尿病眼病的发生与糖尿病的发病年限有关，发病时间越长，造成的眼部损害越重。根据糖尿病病程、既往血糖水平及既往史，结合眼科检查和辅助检查结果，就可明确诊断糖尿病视网膜病变。眼科检查包括最佳矫正视力、眼压、裂隙灯显微镜检查。散瞳后眼底检查是必要的，还需特别注意周边部视网膜和玻璃体。辅助检查项目包括眼底照相、荧光素眼底血管造影、眼相干光断层成像、视网膜厚度检查仪、眼部超声检查。

老年糖尿病患者需要定期进行眼底检查，并依照眼底病变程度来确定随访时间（表8）。因为患者只是根据自己的视力来判断眼睛是否有问题，这是非常片面的。我们把眼底分为中心区和周边区，中心区指的是黄斑区，如果黄斑区没有出血或渗出，患者可能不易觉察，但周边网膜可能已经出现了损害，应当开始治疗。

表8 老年糖尿病患者眼科复查时间

视网膜状况	随诊时间
眼底正常或几个血管瘤	每年1次
轻度非增生性糖尿病视网膜病变	每9个月
中度非增生性糖尿病视网膜病变	每6个月
重度非增生性糖尿病视网膜病变	每4个月
视网膜病变合并有意义的黄斑水肿	每2～4个月
增生性糖尿病视网膜病变	每2～3个月

控制血糖是糖尿病视网膜病变治疗的关键。高血糖是发生糖尿病视网膜病变可逆转的关键性危险因素。持续的高血糖状态引起的病理改变不仅是视网膜病变，而且侵及眼球的各个部位。糖尿病病程是糖尿病视网膜病变最主要的危险因素，病程较长的糖尿病患者几乎都会出现不同程度的视网膜血管疾病。第1～2期可以药物治疗，采用改善微循环和止血药、碘制剂的方法；第3～4期主要采用光凝治疗，这也是目前世界上普遍采用的有效方法；第4～6期一般采用手术治疗，多数患者术后可恢复部分视力。及时发现病变，及早开始治疗，获益最大。抗炎、抗血管生成及改善微循环是目前正在使用的治疗方法，激光光凝治疗是预防失明的有效措施。

针对糖尿病视网膜病变的治疗主要集中在以下3个方面。

（1）激光光凝治疗。是公认的最有效和最经济的治疗手段。早期糖尿病视网膜病变的激光治疗，给予局部光凝即可；但糖尿病视网膜病变发展至增生前期或增生期，就必须完成广泛视网膜激光光凝，通常需要2～4周来完成。

（2）手术治疗。一旦糖尿病视网膜病变发展至增生期，出血玻璃体积血、牵拉性视网膜脱离、牵拉/孔源性视网膜脱离或出现波及黄斑的视网膜前膜等，均需手术介入治疗。目前，早期手术可以是玻璃体积血后数天之内，去除玻璃体积血，手术中完成视网膜激光光凝，手术简单、花费低、效果好、痛苦少。一旦患者出现视网膜脱离，患者除与上述效果相反外，眼内表面张力物质填充，需要患者保持面向下的强制体位，生活质量严重受到影响。

（3）药物治疗。目前多为保护微循环和保护视网膜神经细胞的药物，羟苯磺酸钙是一种血管保护剂，能有效抑制和逆转糖尿病视网膜病变"三高"（即毛细血管高通透性、血液高黏滞性和血小板高活性），从而达到抗炎作用。雷珠单抗用来治疗新生血管和糖尿病黄斑水肿方面的疗效确切，但费用昂贵且需重复眼内注射。人工合成的长效糖皮质激素的眼内注射，对治疗糖尿病黄斑水肿也是有效的，期间疗效通常只能维持3个月左右，再用药仍然有效，但须考虑激素性青光眼发生率上升的风险和治疗上的困难问题。

预防措施：①控制血糖，降低糖化血红蛋白对于预防和延缓糖尿病视网膜病变进展是有益的。糖尿病视网膜病变患者应将糖化血红蛋白控制在7％以下；②控制血压，降低收缩压对于预防和延缓糖尿病视网膜病变进展是有益的，糖尿病视网膜病变患者应将收缩压控制在130毫米汞柱以下；③降脂治疗，减少低密度脂蛋白-胆固醇可以降低糖尿病微血管病变。

八、糖尿病外周神经病变

老年糖尿病患者约半数以上合并外周神经病变。以感觉神经、自主神经受损最为常见，临床表现多样。由于老年患者伴存的骨关节病变、精神异常、认知障碍等病变在一些症状的发生中相互影响，因此诊断糖尿病周围神经病变时需要进行综合分析。

糖尿病周围神经病变是糖尿病最常见的慢性并发症之一，其发生率高达60.13%。糖尿病周围神经病变指因糖尿病慢性高血糖状态及其所致各种病理生理改变而导致的神经系统损伤，可累及全身周围神经系统的任何部分，包括感觉神经、运动神经和自主神经，但以感觉神经最为常见。糖尿病周围神经病变的定义为排除其他原因后，糖尿病患者存在周围神经功能障碍的症状和/或体征。糖尿病周围神经病变可造成脚趾、足、腿、手和手臂疼痛及感觉丧失。糖尿病周围神经病变也是下肢截肢的主要原因。

糖尿病神经病变可分为糖尿病周围神经病变、自主神经病变、近端神经（有时称腰骶丛神经）病变或局灶神经病变几类：①糖尿病周围神经病变是最常见的糖尿病神经病变类型，会导致脚趾、足，腿及手臂疼痛或感觉丧失。下肢神经病变常导致麻木、感觉迟钝或感觉异常。老年糖尿病患者的身体灵活性减退，常导致肢体损伤；②自主神经病变可引起消化、肠道、膀胱功能及出汗，也能影响控制心脏和血压的神经以及肺部和眼睛的神经。患者会出现不易察觉的低血糖、直立性低血压、静息时心动过速、无痛性心肌梗死、猝死、糖尿病胃轻瘫、腹泻、便秘、尿潴留、尿失禁、勃起功能障碍、出汗异常等，对老年糖尿病患者危害极大，应特别注意；③近端神经病变可导致大腿、髋部、臀部疼痛及腿部无力；④局灶性神经病变会引起一种神经或一组神经突然衰弱导致肌肉无力或疼痛，身体的任何神经都可受到影响。

糖尿病周围神经病变可以影响患者的多种功能，包括情绪、睡眠、自理能力、人际关系等。临床表现多种多样，疼痛特点包括自发性疼痛和诱发性疼痛，自发性疼痛可表现为持续或间歇出现的跳痛、电击样痛、刺痛、烧灼样痛、撕裂样痛等；诱发性疼痛表现为痛觉过敏、感觉异常、感觉过敏等异常感觉。糖尿病周围神经病变发生缓慢，其发病机制较为复杂。近年普遍认为，糖尿病慢性高血糖状态引发的细胞内氧化应激和血管病变等多种因素共同作用，导致神经缺血、缺氧，神经纤维坏死或减少，这可能是糖尿病周围神经病变产生的主要机制。神经损伤后可导致钙离子通道上调，引起疼痛。

老年糖尿病周围神经病变四大治疗基础包括：①针对血糖水平的原因治疗；②针对发病机制治疗；③症状治疗；④避免危险因素和并发症。美国临床内分泌医师协会指南强调，糖尿病周围神经病变治疗减少氧化应激，并改善血糖控制，辅以改善血脂和高血压。糖尿病周围神经病变所致疼痛，在治疗时应以控制血糖、改善循环及控制疼痛等为主要治疗目标，同时降低发病率和并发症。硫辛酸、前列地尔和甲基维生素B$_{12}$在改善糖尿病周围神经病变引起的感觉异常、肢体麻木和疼痛方面有一定效果，非麻醉性镇痛药和辣椒辣素对减轻痛性神经病变症状有一定作用。普瑞巴林是唯——个被国内外权威指南建议的糖尿病周围神经病变A级推荐药物。其中针对疼痛症状的药物治疗还包括抗惊厥药、抗抑郁药、阿片类镇痛药和局部止痛药等。

糖尿病患者应每年做一次全面的足部检查以查看周围神经是否有病变。确诊有外周神经病变的患者需要进行更加频繁的足部检查。一次全面的足部检查评估包括足部皮肤、肌肉、骨骼、循环和感觉的检查。医生也可以检查温度知觉或使用一个音叉来评估检查对象的震动知觉，这比压力感觉更敏感。

预防措施：严格控制血糖。稳定血糖是关键，这是防止糖尿病并发症最关键也是最基本的要求。平时注意饮食，戒烟、限酒，合理安排运动，重视足的护理，良好的生活习惯是预防糖尿病周围神经病变的基础。

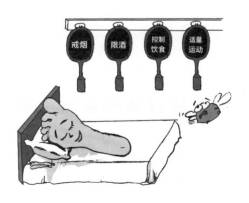

老年糖尿病的血糖监测要点

一、应定期监测哪些项目?

监测应全方位进行，包括以下几项指标和检查。

1.反映血糖控制的指标

空腹血糖、餐后2小时血糖、糖化血清蛋白、糖化血红蛋白、尿糖。

2.反映胰腺分泌功能状态的指标

空腹和餐后的胰岛素及C肽水平。

3.反映并发症监测指标

慢性并发症如尿微量白蛋白、尿白蛋白/肌酐、眼底检查，感觉阈值测定及神经传导速度检查，踝-肱指数及血管超声和造影检查；急性并发症如出现急性严重代谢紊乱时的血酮、尿酮、电解质、血气分析等酸碱平衡检查。

4.根据病情需要的常规检查

体重、血压、腰围、血脂、肝肾功能、血尿酸、心电图等辅助检查。

二、如何进行血糖监测（血糖监测的点、线、面）?

血糖监测是糖尿病管理中的重要组成部分，有助于评估糖尿病患者糖代谢紊乱的程度，制订合理的降糖方案，反映治疗效果并指导方案的调整。目前临床上血糖监测方法包括利用血糖仪进行的毛细血管血糖监测、连续3天的动态血糖监测、糖化白蛋白和糖化血红蛋白监测等。可以概括为血糖监测的点、线、面。

点：静脉血糖和毛细血管血糖的检测值，可实时反映血糖水平，评估的是某个时间点如餐前、餐后的血糖，能发现低血糖，反映生活事件（饮食、运动、情绪及应激等）、药物对血糖的影响。其中毛细血管血糖监测又包括患者自我血糖监测和在医院内进行的床边快速血糖检测，是血糖监测的基本形式。

线：将一天中不同时间的点进行连线，绘制出的血糖曲线可以反映全天的血糖波动情况。动态血糖是指通过葡萄糖感应器监测皮下组织间液的葡萄糖浓度来间接反映血糖水平的监测技术，可提供连续、全面、可靠的全天血糖信息，了解血糖波动趋势，发现不易被传统监测方法所探测的隐匿性高血糖和低血糖。尤其是下列情况：①无法解释的严重低血糖或反复低血糖，无症状性低血糖，夜间低血糖；②无法解释的高血糖，特别是空腹高血糖；③血糖波动大；④出于对低血糖的恐惧，刻意保持高血糖状态的患者，更应进行动态血糖。

面：糖化血红蛋白是反映既往2~3个月平均血糖水平的指标，在临床上已作为评估长期血糖控制状况的金标准，也是临床决定是否需要调整治疗的重要依据。糖化白蛋白反映近期血糖控制水平，近年反映1~2周内血糖情况的1，5—脱水葡萄糖醇(1，5—AG)也逐渐应用于临床，是上述监测方法的有效补充。

三、自己监测血糖的注意事项

1.选择需要的监测点

血糖监测的频率和时间要根据患者的实际需要来决定，以实行个体化的监测方案。血糖监测的频率选择一天中不同的时间点，包括餐前餐后2小时、睡前及夜间（一般为凌晨2—3时）。血糖控制差的患者或病情危重者应每天监测4~7次，直到病情稳定，血糖得到控制。使用胰岛素治疗者从治疗开始阶段每日至少监测血糖5次，达到治疗目标后每日监测2~4次；使用口服药和生活方式干预的患者达标后每周监测血糖2~4次。血糖自我监测是正确治疗的关键一步，是医生和糖尿病患者了解身体状况和病情的有效手段，有助于及时发现血糖波动，有助医生正确评估日常活动和药物治疗对血糖的影响。

2.规范血糖检测操作步骤

包括测试前、中、后三部分。

（1）测试前的准备。准备采血工具、血糖仪和血糖试纸，应严格按照血糖仪操作说明书的要求进行操作，并在血糖仪产品适宜的操作温度范围内进行测量；清洁采血部位（如指腹侧面），可用肥皂和温水将手（尤其是采血部位）洗干净，并用干净的餐巾纸或棉球擦干；清洁后将采血部位所在的手臂自然下垂片刻，

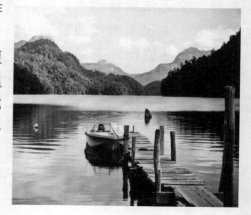

然后按摩采血部位并使用适当的采血器获得足量的血样，切勿在采血部位获得血样，否则组织间液进入采血器会稀释血样，而干扰血糖测试结果。

（2）测试中的要求。建议一次性吸取足量的血样量；在测试中不要按压或移动血糖试纸、血糖仪等。

（3）测试后的要求。记录血糖测试结果，血糖日志应包含血糖、饮食、运动等多方面信息。如果结果存疑，建议重测，在确定原因和咨询医护人员之前，不必更改当前的治疗方案，取下测试用的试纸，并将针头丢弃在相应的废弃容器中，将测试用品存放在干燥清洁处。

3.检测的准确性及影响因素

同一部位血样血糖仪测试的全血结果和生化仪测试的血浆结果之间的偏差应控制在如下范围：至少95%的测试结果满足，当血糖浓度<5.6毫摩尔/升时，偏差应在±0.83毫摩尔/升内；当血糖浓度≥5.6毫摩尔/升时，偏差应在±15%内。

随着红细胞比容的增加，全血葡萄糖检测值会逐步降低。当血液中存在大量干扰物时，血糖值会有一定偏差。常见干扰物有乙酰氨基酚、维生素C、水杨酸、尿酸、胆红素、甘油三酯等内源性和外源性物质。pH值、温度、湿度和海拔高度都是影响血糖仪和试纸最佳工作状态的必要条件。

由于血糖仪检测技术和采血部位的限制，毛细血管血糖存在某些局限性：采血部位局部循环差，如休克、重度低血压、糖尿病酮症酸中毒、糖尿病高血糖高渗状态、重度脱水及水肿等情况下，不建议使用毛细血管血糖检测；针刺采血可能引起患者不适感；操作不规范可能影响血糖测定结果的准确性；监测频率不足时，对平均血糖、血糖波动或低血糖发生率的判断应谨慎；过于频繁的监测可能导致一些患者的焦虑情绪；操作不当、血量不足、局部挤压、更换试纸时未换批号校正码或试纸保存不当等也会影响血糖监测的准确性。

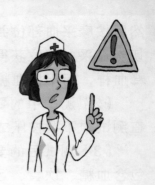

四、教您看懂糖尿病化验

1.血糖

空腹血糖即禁食8~10小时后检测的血糖值，它间接反映了基础胰岛素的分泌功能；餐后血糖是从吃第一口饭开始计时，2小时后测的血糖值，可间接反映胰岛β细胞的储备功能。糖尿病的诊断以静脉血糖（血浆葡萄糖）为准。老年糖尿病血糖控制：空腹＜7毫摩尔/升或餐后2小时血糖＜10毫摩尔/升，血糖波动少。如果预期寿命短，合并症多，目标值可进一步放宽。

2.葡萄糖耐量试验

葡萄糖耐量试验对糖尿病具有诊断价值。健康人在一次进食大量葡萄糖后，血糖浓度仅暂时性轻度升高，2小时后可恢复到正常水平，此谓人体的耐糖现象。方法：给受试者测定空腹血糖后，口服75克葡萄糖，之后分别在0.5小时、1小时、2小时及3小时采血测血糖，并画出相应的血糖—时间曲线。如果有症状测一次即可诊断，如果没有症状过几天再测血糖值仍高也可诊断；空腹血糖在6.1~7毫摩尔/升为空腹血糖受损，餐后2小时血糖在7.8~

11.1毫摩尔/升为糖耐量受损。空腹血糖受损和糖耐量受损统称为糖尿病前期，但葡萄糖耐量试验不能用于评估糖尿病控制情况。

3.胰岛素释放试验

口服75克葡萄糖后，测定餐前及餐后血浆胰岛素水平。空腹正常胰岛素值为5～15单位/毫升，服糖后1小时上升为空腹的5～10倍，3小时后恢复至空腹水平。胰岛功能测定试验主要用于了解胰岛β细胞的功能状态，协助判断糖尿病类型并确定治疗方案。1型糖尿病患者胰岛素分泌严重缺乏，餐后胰岛素分泌也无明显增加，胰岛素释放曲线呈无反应型或低平型曲线。2型糖尿病早期，空腹及餐后胰岛素水平正常甚至略高，但胰岛素分泌高峰往往延迟至2～3小时后出现；2型糖尿病晚期，由于患者胰岛β细胞功能趋于衰竭，其胰岛素分泌曲线与1型糖尿病相似。

4.C肽释放试验

C肽是胰岛素原最后生成胰岛素时的等分子离解产物，因此，测定C肽可以间接反映自身胰岛素的分泌情况。健康人空腹血浆C肽值为0.8～4微克/升，餐后1～2小时增加4～5倍，3小时后基本恢复到空腹水平。本试验与胰岛素释放试验的意义相同。血清C肽测定可以排除外源性胰岛素的干扰，能更准确地反映患者胰岛β细胞的分泌功能。

5.糖化血红蛋白和糖化人血白蛋白

血糖水平受饮食、运动量、情绪、药物的影响而经常波动，化验一次血糖只能反映采血那一刻的血糖水平，不能反映采血前一段时间内的平均血糖水平。糖化血红蛋白是反映采血前2～3个月的血糖平均值，糖化人血白蛋白反映的是此前2～3周的平均血糖水平，对于血糖波动较大的糖尿病患者，了解其平均血糖水平更有意义。但在我国，糖化血红蛋白不能用于糖尿病的诊断，也不能用来指导每日降糖药物的用量。糖化血红蛋白的局限性：任何可以引起红细胞平均寿命增加的因素都会增加糖化血红蛋白的浓度；存在种族差异且不依赖于血糖水平；高甘油三酯血症和高胆红素血症可升高糖化血红蛋白水平，而慢性肝病可降低糖化血红蛋白水平。检测结果对调整治疗后的评估存在"延迟效应"，不能精确反映患者低血糖的风险，也不能反映血糖波动的特征。糖化血红蛋白的临床应用，在治疗之初至少每3个月检测1次，一旦达到治疗目标可每6个月检测1次。

6.胰岛素抗体的测定

糖尿病相关抗体包括谷氨酸脱羧酶抗体、胰岛细胞抗体和胰岛素自身抗体等，主要用于糖尿病的分型。1型糖尿病患者是在遗传的基础上，经过感染等因素使体内胰岛素产生抗体而致病。1型糖尿病患者胰岛细胞抗体及谷氨酸脱羧酶抗体多呈阳性，其中谷氨酸脱羧酶抗体诊断价值最高，其阳性率高达90%且可持续多年。健康人以及2型糖尿病患者这三

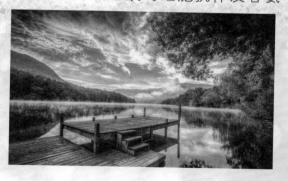

种抗体均呈阴性。

7.尿糖

正常情况下，尿液中只含有微量的葡萄糖，当血糖增高到一定程度时，肾脏的肾小管就不能将尿液中的葡萄糖全部回吸收，尿糖就会增高呈阳性，化验单上用"+"号表示。尿糖的测定不能用于确诊糖尿病，因为血糖要超过肾糖阈才能渗透到尿里，尿糖才有所显示。尿糖还受许多其他因素的影响，有时血糖与尿糖并不完全一致。

8.血酮、尿酮

重症糖尿病患者由于胰岛素严重缺乏及糖利用障碍，造成脂肪分解，产生大量酮体并在血中堆积，引起糖尿病酮症酸中毒，如不能及时发现和救治，会危及患者生命。尿酮体检查是筛查试验，结果呈阳性可能是因不能进食或呕吐造成的；结果呈阴性也不能完全排除酮症，故准确性较差。可靠的试验是测定血中的 β–羟丁酸含量，若超过0.5毫摩尔/升，就提示有糖尿病酮症。

9.尿白蛋白/肌酐

糖尿病患者常易并发肾脏损害，如不及时发现和治疗，会逐渐发展为尿毒症。早期糖尿病肾病的尿常规检查时尿蛋白常为阴性，易被忽略，待尿常规出现尿蛋白时，肾脏病变往往已进入中晚期。尿微量白蛋白测定是反映早期肾损害的敏感指标，尿白蛋白/肌酐超过30毫克/24小时，则提示有早期肾损害。此时如能严格地控制血糖、血压并配合其他治疗，肾功能多半可以恢复正常。

10.血脂

糖尿病是一种代谢紊乱综合征，除血糖高以外，往往还伴有血脂代谢异常等，和其他因素共同构成了糖尿病慢性并发症的高危因素。糖尿病患者的血脂控制应比健康人更加严格。我国糖尿病学会要求，糖尿病患者血脂应控制在总胆固醇＜4.5毫摩尔/升，甘油三酯＜1.5毫摩尔/升，高密度脂蛋白胆固醇＞1.1毫摩尔/升，低密度脂蛋白胆固醇＜2.6毫摩尔/升。

11.血尿酸

尿酸高是人体内一种叫作嘌呤的物质因代谢发生紊乱，致使血液中尿酸增多而引起的一种代谢性疾病。体内尿酸每日的生成量和排泄量大约是相等，男性血尿酸值超过7毫克/分升，女性超过6毫克/分升，为高尿酸血症。

以上是糖尿病就诊常见的化验检测，对照上面的解析，可以让我们了解检验的意义、自查检验的内容。

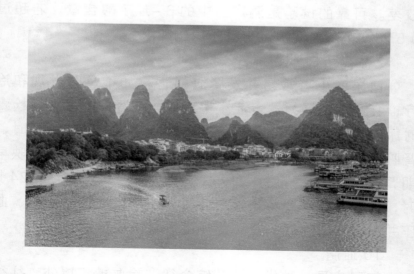

关于糖尿病的前沿话题

一、糖尿病与益生菌

益生菌有益于控糖，未来治疗糖尿病或许会很简单。

人体内存在着数以万亿计的细菌。正常情况下，这些"小家伙"与我们和平共处，而它们之间一旦失去平衡，就可能导致疾病的发生。这些寄居在我们肠道内的细菌称为肠道菌群，它们与肥胖、糖尿病可能有着密不可分的关联。

1.什么是肠道菌群？

人体肠道中定殖着大量微生物，由超过3500种的细菌组成，肠道菌群细胞数量是人体细胞数量的10倍左右，细菌重量约为1.5千克，数量巨大的细菌所携带的基因数约是人体自身基因的100倍。肠道菌群基因组信息的总和被称为肠道宏基因组，是控制人体健康的人类第二基因组，与人体自身基因组共同影响着机体的生理代谢。

肠道菌群自人体出生时便开始形成，已成为人体密不可分的一个"环境"因素，被称为人体后天获得的一个"新系统"或"新器官"，影响着人体的营养、代谢和免疫。正常肠道菌群的主要作用：营养与物质代谢，参与食物消化吸收过程；在肠道黏膜上皮形成生物屏障结构，发挥生物拮抗作用；增强宿主的免疫功能；合成有益物质和维生素等。肠道菌群是个动态变化的系统，受饮食结构等多种因素的影响。因其在调节人体正常生理代谢方面具有不可替代的作用，肠道菌群结构一旦改变或失调，则可能引起机体代谢紊乱。目前越来越多的研究表明，肠道菌群可能与肥胖及2型糖尿病等代谢性疾病的发生发展密切相关，以肠道菌群为切入点来探索代谢性疾病的发病机制已成为国际上的研究热点。

2.饮食改变肠道菌群

伴随着社会经济的高速增长，人们的膳食结构从低脂低糖的植物性食物逐渐向高脂高糖的动物性食物转变，与人体共生的肠道菌群也发生了改变。研究发现，不合理的饮食习惯，会破坏肠道菌群结构，使产生毒素的有害菌增加，而保护我们健康的有益菌减少。当人体肠道菌群失调时就会出现胰岛素抵抗等一系列现象，可能引发糖尿病等慢性疾病。当人体肠道菌群结构恢复正常后，糖尿病等慢性病指标又会慢慢恢复正常。

3.益生菌如何预防和治疗糖尿病？

益生菌可以有效帮助人体利用葡萄糖，加速葡萄糖代谢。葡萄糖摄入后，必须先进入肠道，通过肠道上皮细胞吸收，然后进入身体的其他部分。简言之，肠道内的益生菌提供了第一个防护层，因为益生菌喜用葡萄糖，吞噬葡萄糖对益生菌来说毫不费力。如果体内有大量益生菌存在，而且它们都在快速消耗葡萄糖，那么在体内输送的葡萄糖就会减少，直接结果就是血液里的葡萄糖降低。

当益生菌摄入足够数量时，能对宿主发挥有益健康的作用。双歧杆菌和乳酸杆菌是传统意义上营养介入最常用的益生菌。近年来的研究表明：降糖药物拜唐苹、二甲双胍、小檗碱片等也能调节糖尿病患者的菌群失调，帮助降糖。益生菌的介入还被证实可缓解乳糖不耐受，增强免疫力，降低病毒引起腹泻的风险。

4.平衡膳食，调理菌群

恢复和维持肠道菌群的平衡对人体健康是非常重要的，通过合理饮食，并有意识地补充益生菌来增加肠内有益菌的数量，改善肠内菌群状况，对健康有着深远意义。我们可以通过"药食同源"的食物改变肠道菌群。比如通过食用一些膳食纤维含量丰富的食物（青稞、魔芋）、苦瓜和小檗碱等苦的食物对有害菌进行"压制"，对有益菌进行"支持"。

二、糖尿病与甲状腺疾病

1.糖尿病与甲状腺疾病

糖尿病和甲状腺疾病是内分泌代谢系统中最常见的两大类疾病。近年来，随着对糖尿病认识的不断深入，研究发现糖尿病患者还存在胰岛素以外的多种内分泌激素异常，如甲状腺激素的异常。甲状腺激素作为一种重要的胰岛素拮抗激素，会影响人体碳水化合物、脂肪、蛋白质三大营养素的代谢，与胰岛素一起共同调节糖代谢，维持人体内分泌平衡。国内外流行病学调查研究发现，糖尿病患者人群中甲状腺功能紊乱的发生率明显增高，是非糖尿病患者的2～3倍。

2.当糖尿病遇上甲状腺功能减退

曾有研究数据显示，1型糖尿病和2型糖尿病患者中甲状腺功能减退（以下简称"甲减"）患病率分别达到20.2%和11.8%，明显高于普通人群的4%。有研究认为，随着年龄的增长、病程的增加，2型糖尿病患者中甲减的发生率逐渐增高，其中女性的发病率较为显著。而甲减也与糖尿病的发生密切相关，一项针对59 597例大样本的多变量分析发现，亚临床甲减使糖尿病发生风险率增加75%，其可能机制为甲减导致胰腺β细胞线粒体功能紊乱，而β细胞线粒体功能紊乱与胰岛素释放减少、β细胞功能异常密切相关，最终可能导致糖尿病的发生。

3.甲减与动脉粥样硬化

《中国甲状腺疾病防治指南》着重阐述了甲减对血脂异常、动脉粥样硬化和冠状动脉粥样硬化性心脏病的影响，并认为甲减是心血管疾病发生的危险因素。国内外多项研究也显示甲减参与并加重糖尿病的血管并发症。甲减与糖尿病的大血管病变、糖尿病视网膜病变、糖尿病肾病等并发症均存在显著相关性，亚临床甲减患者的冠心病发生风险率增加147%（65岁以上），糖尿病肾病发生风险率增加122%。其可能机制包括甲状腺疾病导致脂代谢受损（总胆固醇和低密度脂蛋白胆固醇升高），高凝状态与血黏度增加，胰岛素抵抗增加，从而导致纤溶和血管舒张功能受损等。总之，当糖尿病遇上甲减会增加糖尿病患者的心血管疾病风险。

4.老年糖尿病患者应注重筛查甲减

要强调的是老年糖尿病合并甲减患者的临床症状不是十分明显，在就诊检查中容易漏诊、误诊，因此如何筛查和治疗甲减也引发了广泛关注。研究显示，接受甲状腺激素替代治疗的甲减患者糖尿病发生风险明显降低，而且甲状腺激素替代治疗可显著降低2型糖尿病合并甲减患者的总胆固醇和低密度脂蛋白胆固醇，并改善患者心功能。因此，国际指南推荐对2型糖尿病患者，特别是合并肥胖患者、病程较长的老年女性患者或者血脂异常者，建议进行甲状腺功能筛查，定期检测促甲状腺素，以提高亚临床甲减的检出率。同时，要加强对患者血管硬化和心脏功能的评估以及血脂谱的全面检查。对发生异常者可采取对应的措施进行联合治疗，以便早期诊断、妥善处理并密切观察预后，这有利于提高对糖尿病患者伴甲状腺疾病的综合诊治水平。但甲状腺功能异常会通过调节胰岛素信号通路、糖脂代谢相关酶系及转运蛋白等基因的表达，来增加胰岛素抵抗，这样血糖控制就更难了。在对此类患者的血糖控制上，由于甲状腺症状会刺激胰岛素的敏感性，因此应选择小剂量的降糖类药物进行血糖控制，在药物治疗期间定时检测患者的血糖情况，及时减少降糖药物的剂量或调整降糖方案，避免低血糖的发生。

总而言之，2型糖尿病易合并甲减，且特别好发于女性。甲状腺功能异常会影响糖尿病进程，与糖尿病及其并发症的发生密切相关。甲减影响糖脂代谢而影响2型糖尿病及其慢性并发症的进展，它增加了糖尿病患者发生大血管并发症的风险，是发生糖尿病足、糖尿病肾病的独立危险因素。因此，筛查和治疗甲减对糖尿病的诊治具有积极作用，有助于延缓糖尿病病程进展，降低其并发症的发生，提高患者生存质量，具有非常重要的现实意义。但两者之间进一步的关系及机制仍需更多探索，补充甲状腺素是否可延缓2型糖尿病慢性并发症的发生发展也还需要进一步的大样本、长时间临床研究来验证。

三、糖尿病与互联网医疗开启糖尿病智慧管理模式

随着我国人口老龄化的进展和疾病谱的变化，糖尿病诊治需求与有限医疗资源之间的冲突日益明显。而针对糖尿病的健康信息化管理为破解糖尿病管理难题提供了可能。

近年来，基于移动医疗的糖尿病管理平台实践引发了众多专家和媒体的关注。目前我国有各类移动医疗应用程序达数千多个，相关产品和应用已深入到医疗卫生与健康服务的各个环节。这些结合移动互联网的应用正在为糖尿病患者的血糖监测、疾病管理、健康教育等方面带来巨大的变化。

1.什么是移动智能糖尿病管理

基于移动智能医疗的糖尿病管理服务平台利用无线网络，将来还有云计算、互联网和智能终端等先进的信息化技术，以糖尿病患者为中心，整合糖尿病相关医疗健康服务资源，实现有效的医疗行业大数据应用，从而创新糖尿病管理模式，改善糖尿病管理质量，提高糖尿病管理效率和水平。在远程糖尿病专家指导下，实现与家庭共同照护的远程糖尿病管理模式。糖尿病患者血糖的监测、数据分析与无线传输同步完成，以实现随时随地评估患者血糖水平并提供全局性、个性化、智慧化的医疗健康管理服务。

英国NHS体系在糖尿病管理方面成效显著。该医疗服

务体系以患者为中心，全面收集每个患者的信息，运用大数据分析技术，基于循证医学方面的成果，对收集到的信息进行科学有效的糖尿病风险等级评估，然后根据评估情况为每个患者制订个性化糖尿病干预治疗方案，并进行糖尿病干预后的效果评价及反馈。

目前，我国的移动医疗管理平台如雨后春笋般正逐渐发展。还有许多医生开始自己建立医患沟通平台，如笔者建立的新华糖尿病工作室糖尿病教育微信公众号已原创发文数百篇。这些为糖友提供的个性化科普知识"大餐"，很好地满足了患者及其家属的糖尿病医疗健康知识需求。

2.改变血糖监测方式

血糖监测是糖尿病管理中的重要组成部分，是糖尿病治疗中的"五驾马车"之一。糖尿病患者的传统血糖监测记录依赖于"笔和纸"的记录方式，因此可能存在数据遗漏或丢失的隐患。

目前移动糖尿病管理平台提供了可以直接实时传递患者血糖监测数据的"智能血糖仪"，使之与云端服务器、手机应用程序连接在一起，因此能够将血糖监测情况及时反馈给患者、家属和医生，形成一目了然的血糖监测曲线图及数据库。同时，还能够为老年糖尿病患者制订个体化的血糖监测计划，持续跟踪和督促患者完成"自我血糖监测"的任务。

除此之外，移动糖尿病管理平台能够自动跟踪分析患者血糖监测数据并设置安全警戒点，若发现患者血糖的异常情况，平台将在第一时间向患者、家属以及医生发出预警信息，并通过应用程序或电话等方式逐级进行干预提醒，以实现对患者血糖的实时管理。

3.改变糖尿病健康教育方式

当前我国对糖尿病患者的健康教育往往停留在健康讲座、宣传海报或就医过程的知识灌输等方法上，造成了患者不容易接受、家属很难参与进来的局面。通过移动糖尿病管理平台为患者量身定制健康教育计划，按步骤分类讲解相关健康知识，还可以利用新媒体丰富的表达形式（如漫画、视频、文字、问答等方式），让患者直观地了解糖尿病防治知识。还能够建立"病友"交流互助朋友圈，形成医生与患者的反馈交流机制，激励患者形成良好的用药及生活习惯，从而改善生活质量。

4.改变饮食、运动和用药管理方式

饮食、运动等生活方式的管理与科学合理用药对于糖尿病患者均至关重要，也是血糖能否控制达标的关键。以往患者的饮食、运动和用药主要是在医生的建议下由患者自我约束完成。而通过移动糖尿病管理平台，患者可进行数据记录（饮食、运动及用药）、参考饮食推荐、设置运动及用药提醒等。

医生可以通过医生端实时管理自己的患者，为其提供专业咨询和建议。不仅可以直观地了解患者日常饮食、运动和用药情况，还可以结合患者的血糖情况，及时给予干预，以形成医患之间良好的互动，更好地帮助患者控制病情，防止并发症的发生。

总之，智慧移动糖尿病管理应用不仅能够为患者提供自我管理的工具，在血糖监测、异常提醒、健康知识和医患互动等方面提供更多便捷，同时还为医生提供了辅助管理的工具，使医生对患者的随访管理、疾病干预、医患沟通等方面更加简单易行。这有利于提高糖尿病患者甚至大众对糖尿病的认知水平以及自我管理能力，有利于形成良好的医患互动局面。

尽管移动医疗为现有的医疗模式提供了很多发展可能，但需强调的是，对于移动医疗我们不能盲目依赖，具体的诊疗过程仍不能简单依赖于移动网络，由于移动医疗的方式存在空间的阻隔，医生只能做出初步的判断以及向患者提供一些建议，具体仍需通过医患面对面诊断。

随着智能化整套糖尿病管理系统的开发应用，未来将有望成为患者的专属私人顾问，不仅对于患者个体控制病情意义非凡，也将直接影响我国糖尿病未来流行趋势和国民整体健康水平，并有效改善患者就医感受，增进医患和谐。

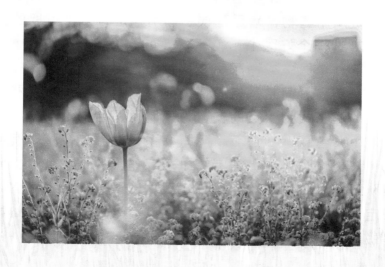

结束语：

做一个明智的老年糖尿病患者

糖尿病的治疗是一个漫长的过程，一定要学会终生自我管理，牢牢掌握自己健康的钥匙，做到以下几点，做一个明智的糖尿病患者。

1.做一个好糖友

常言道，知己知彼，百战百胜。老年糖尿病患者一定要明确自己的诊断和治疗现状，如血糖、血压、血脂现在是什么水平，应该控制在什么水平；如果达不到目标，就应找专科医生调整治疗方案，以求综合治理，全面达标。在此需要告诫：不相信科学却误信"神医"和"神药"，斥巨资滥用药物，最后延误了病情，是万万不可取的。

2.选一个好医生

选一个医生或糖尿病专科护士，而不是虚假医疗机构和无良药商。同熟悉您病情、能够保持长时间联系和值得信赖的医生或护士交朋友，为您制订适合的治疗方案。一旦发生紧急情况，还可以及时联系马上解决。平时有问题也可以咨询。譬如，笔者糖尿病工作室的理念就是：专业团队——为您科学诊疗；综合评估——为您疾病定向；量身定做——为您个性服务；管理教育——让您全面达标；终生随访——使您健康生活！

3.读科普文章

老年糖尿病患者一定不要轻信欺骗性宣传，误入歧途。可认真阅读一两本权威性、科学性强的糖尿病科普书籍或糖尿病教育的公益微信平台的最新知识。如湖北省中西医结合医院糖尿病工作室公众平台，每周发布一期文章，并深受糖尿病患者欢迎。同时应结合自己实际情况进行分析，获取自己所需要的相关知识。

4.糖友之间互相交流帮助

糖友互相帮助是一种非常好的教育和学习模式。老糖友帮新糖友；年轻点的糖友帮助年长的糖友；有糖尿病知识的帮助不太懂糖尿病知识的。糖友将自己的经验、教训、成绩、心得分享给大家，充满正能量。糖友给糖友带来的情感交流、心理支持、相互鼓励、共鸣和体验，是医生难以给予的。湖北省中西医结合医院糖友俱乐部和病友会15年来的坚持与执着是最好的见证。

最后呼吁：知识改变糖尿病，健康教育继续行！

刘佩文

为老服务科普丛书

- 老年人权益保障 200 问
- 老年中医养生宝典
- 老年人饮食与养生
- 老年人适量运动促健康
- 戒烟限酒 健康长寿
- 心理健康 快乐老年
- 衰老与抗衰老
- 老年人心脑血管疾病防治
- 老年人呼吸系统疾病防治
- 老年人消化系统疾病防治
- **老年人糖尿病防治**
- 老年骨质疏松症防治
- 老年妇科常见疾病防治
- 老年人远离癌症保健康
- 老年保健话体检
- 失能老年人居家照护
- 空巢老人走出孤独
- 老年人交往礼仪
- 老年人诗词楹联漫笔
- 互联网 + 养老服务

微信扫一扫，更多精彩

ISBN 978-7-5706-1169-0

9 787570 611690 >

定价：33.50 元

健康中国医学科普融媒体出版项目（第一辑）

我要长高

——图说儿童增高的秘密

金润铭　李　欣○主编

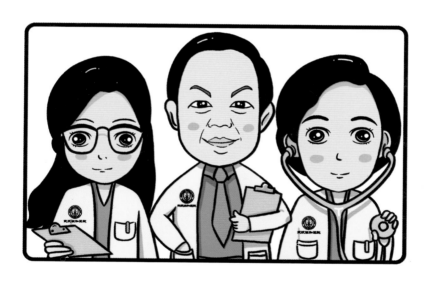

本书紧密围绕矮小症的医学知识，图文并茂地带你认识矮小症，了解矮小症的病因、发病机制、诊断及治疗，供矮小症患儿家属自学及借鉴，也是社会医师开展身材矮小相关疾病工作的理想参考书。相信通过本书的健康文化传播，患儿家属能够及时发现问题，正确面对问题，科学解决问题。

长江出版传媒
湖北科学技术出版社